国家卫生健康委员会"十三五"规划教材配套教材

全国高等学校配套教材

供基础、临床、预防、口腔医学类专业用

传染病学
实习指导

U0208055

主　审　李兰娟

主　编　阮　冰

副主编　唐　红　党双锁　袁　静

编　者（以姓氏笔画为序）

白　浪（四川大学华西医院）　　　　　　单万水（南方科技大学第二附属医院）

刘　坤（四川大学华西医院）　　　　　　胡建华（浙江大学医学院附属第一医院）

刘社兰（浙江省疾病预防控制中心）　　　袁　静（南方科技大学第二附属医院）

许　洁（上海交通大学医学院附属第九　　党双锁（西安交通大学医学院第二附属医院）
　　　　人民医院）　　　　　　　　　　高　燕（北京大学人民医院）

许夕海（安徽医科大学第一附属医院）　　郭永征（浙江大学医学院附属第一医院）

阮　冰（浙江大学医学院附属第一医院）　唐　红（四川大学华西医院）

李用国（哈尔滨医科大学附属第一医院）　黄　缘（清华大学附属北京清华长庚医院）

李家斌（安徽医科大学第一附属医院）　　黄泽炳（中南大学湘雅医院）

何泽宝（温州医科大学附属台州医院）　　黄艳欣（哈尔滨医科大学附属第一医院）

张　欣（西安交通大学医学院第二附属　　董常峰（南方医科大学第二附属医院）
　　　　医院）　　　　　　　　　　　　赖　菁（中山大学附属第三医院）

范学工（中南大学湘雅医院）　　　　　　蔺淑梅（西安交通大学第一附属医院）

周　智（重庆医科大学附属第二医院）

秘　书　胡建华（兼）　　　　　　　　　　　　赵艳红（浙江大学医学院附属第一医院）

人民卫生出版社

图书在版编目（CIP）数据

传染病学实习指导 / 阮冰主编. — 北京：人民卫生出版社，2020

全国高等学校五年制本科临床医学专业第九轮规划教材配套教材

ISBN 978-7-117-29439-3

I. ①传… II. ①阮… III. ①传染病学 – 高等院校 – 教学参考资料 IV. ①R51

中国版本图书馆 CIP 数据核字（2020）第 005082 号

人卫智网	www.ipmph.com	医学教育、学术、考试、健康，购书智慧智能综合服务平台
人卫官网	www.pmph.com	人卫官方资讯发布平台

传染病学实习指导

主　　编：阮　冰
出版发行：人民卫生出版社（中继线 010-59780011）
地　　址：北京市朝阳区潘家园南里 19 号
邮　　编：100021
E - mail：pmph @ pmph.com
购书热线：010-59787592　010-59787584　010-65264830
印　　刷：三河市尚艺印装有限公司
经　　销：新华书店
开　　本：787×1092　1/16　印张：8.5　插页：1
字　　数：223 千字
版　　次：2020 年 3 月第 1 版　2020 年 3 月第 1 版第 1 次印刷
标准书号：ISBN 978-7-117-29439-3
定　　价：28.00 元

打击盗版举报电话：010-59787491　E-mail：WQ @ pmph.com
质量问题联系电话：010-59787234　E-mail：zhiliang @ pmph.com

前　言

　　临床实习是医学教育的重要环节,是临床理论教学的延续,是医学生强化临床思维、形成医德医风及职业素养的重要阶段。医学生通过临床实习,了解临床工作方法,掌握临床诊疗技术,独立地进行常见病、多发病的诊治。

　　为帮助医学生掌握传染病学相关知识。提高临床实习效果,我们根据传染病学临床教学实际情况和工作特点,组织实践经验丰富的传染病学临床专家教授,编写了《传染病学实习指导》,作为国家卫生健康委员会"十三五"规划教材《传染病学》(第9版)的配套教材。全书共五章,内容包括感染病科实习须知、感染性疾病临床表现诊治思路、感染性疾病专科检查、感染性疾病临床技能基本操作和感染性疾病辅助检查结果判读。旨在帮助医学生通过分析患者病史特点、主要症状体征及辅助检查结果,完成感染性疾病的诊断及鉴别诊断;同时针对患者的具体情况,制订个性化的治疗方案。全书内容跨传染病学传统教材,有助于创建现代感染病学教育教学新体系,引导传染病学科向更加全面和广阔的领域发展,满足临床感染性疾病的防治要求。

　　本书内容简明扼要、重点突出、临床实用性和可操作性强,以期帮助传染病学临床教师及医学生开展临床教学及实习工作,同时帮助医学生参加国家临床执业医师资格考试以及住院医师规范化培训结业考核。

　　由于时间仓促和水平限制,内容不当之处难免,敬请广大读者在使用本书的过程中提出意见和建议,以便再版时改进与完善。

阮　冰

2019 年 8 月

目　录

第一章
感染病科实习须知

第一节 传染病学实习目的及实习要求

一、感染病科实习医生的基本素养

1. 积极参与临床实践。在感染病科临床实习过程中,正确地认识医学职业的基本要素,包括医学职业的基本道德规范、伦理原则和法律责任,培养爱岗敬业精神。严格遵守《中华人民共和国传染病防治法》以及传染病报告制度、隔离制度等,遵守和执行保护性医疗制度,关注传染病科伦理问题,如乙型病毒性肝炎、艾滋病感染者的婚姻、就业、生育等。

2. 与上级医师、护理人员、患者等临床诊疗活动的参与者开展有效的交流沟通,培养有效的交流沟通能力,建立良好的人际关系。

3. 谨慎细致,耐心踏实,循序渐进,养成实事求是和理论联系实际的科学态度。通过各种途径主动地获取新的知识、技能和信息,能在解决医疗问题和决策中合理应用各种信息技术,树立终身学习的观念。

二、传染病学实习目的

1. 掌握常见传染病及感染性疾病的诊断和治疗方法;掌握传染病临床基本诊疗技术;熟悉传染病消毒隔离方法;熟悉《中华人民共和国传染病防治法》以及传染病报告制度。

2. 通过临床实习工作,巩固和加深传染病学基础理论知识,掌握临床技能,建立临床思维,养成良好的职业道德和严谨的工作作风。

三、传染病学实习要求

(一) 病种

掌握病毒性肝炎、艾滋病、肾综合征出血热、流行性乙型脑炎、伤寒、霍乱、钩端螺旋体病、疟疾、血吸虫病、中枢神经系统感染、感染性腹泻、感染性休克、发热待查、肝脓肿、败血症、麻疹、肝功能衰竭、流行性脑脊髓膜炎的病因、发病机制、诊断标准、鉴别诊断和治疗等。

(二) 体格检查

掌握浅表淋巴结、肝、脾、脑膜刺激征及病理反射、皮疹、皮肤巩膜黄染、肝掌、蜘蛛痣等专科

1

检查。

(三) 技能操作

掌握胸膜腔穿刺术、腹膜腔穿刺术、腰椎穿刺术的基本操作;熟悉三腔二囊管的留置、肝脓肿穿刺术、肝穿刺活体组织检查术的基本操作。

(四) 辅助检查结果判读

掌握肝功能检查、病毒性肝炎血清学及病原学检查、细菌培养及药敏试验的结果判读;熟悉腹水检查、脑脊液检查的结果判读;了解与感染性疾病诊断有关的辅助检查,如 B 型超声、腹部 CT、肝脏磁共振等检查的临床意义。

四、感染病科病房实习工作须知

1. 实习医生必须严格遵守感染病科和医院的规章制度,学习国家相关法规和政策,并用以指导具体的医疗实践活动。

2. 实习医生在临床带教教师的监督、指导下,负责经管一定数量的病床,可以接触观察病人、询问病人病史、检查病人体征、查阅病人有关资料、参与分析讨论病人病情、书写医疗文书,对病人实施有关诊疗操作。不得独自为病人提供临床诊疗服务。

3. 接到新病人入院通知后,在上级医师指导下详细询问病史,进行体格检查,提出初步诊断与治疗意见,执行上级医师制订的检查、治疗方案。

4. 每日提早进入病房,对经管病人进行巡视检查,完成常规应该检查项目及其他准备工作;查房时向上级医师汇报自己经管新病人的病史、体格检查、化验结果、诊断和治疗计划。对老病人扼要报告病情经过和变化,并提出自己的处理意见,解答上级医师的提问。

5. 查房结束后,应把上级医师的检查发现、讨论意见和指示及时记录在病历上。每日应检查各项医嘱的执行情况。

6. 根据病历书写权限,按要求书写病历、病程记录及其他各项记录,必须完整、详细明了、文理通顺、字迹清楚、格式整齐。不符合要求的应重新书写,上级医师修改较多的,应予以重新抄写。

7. 参与病情讨论,在临床实习病例中应分析有关检查报告的实际材料,如肺部 CT 扫描、肝胆 B 超等。积极提出有利于患者诊疗的建议,但须经上级医师同意方能施行。

8. 经常深入病房,关心病人和密切注意病情的变化,加强沟通,了解病人的休养情况和思想情况,耐心对待病人;逢有病情变化时,应立即向上级医师请示报告。

9. 所管病人请其他科医生会诊时,陪同诊视,病人赴其他科室检查治疗时,应陪同前往。

10. 严格遵循技术操作规程,在上级医生指导下进行诊疗操作,不得单独进行操作。操作前应按规定做好各项准备工作,并注意操作前后病人情况的变化。

11. 可以与上级医生一起参加值班,原则上一周一次。

12. 参加日常交接班工作,认真地参加医院组织的各项政治活动和各科规定的业务学习(包括小讲课、病例讨论等),无特殊情况,不得迟到早退或缺席。

五、实习医师守则

1. 实习生除严格遵守国家法令,学校和实习医院、科室的各项规章制度外,并应遵守本守则,认真参加医疗活动,并服从工作分配。

2. 实习轮转须按各系所制订的实习安排表有计划地进行,不得擅自更动。按实习安排表进行交接班,在交班的前一天做好全部准备工作。

3. 实习生的休假制度按医院规定执行,必须遵守实习医院的作息时间。实习生在上班时间必须在实习科室,因事暂时离开科室,需带教老师同意,并将去向告知护士。实习生双休日的工作和补休按医院的统一安排执行,对于双休日不值班者须参加早晨病区医师带领下的病房巡视后,才能离开医院。否则,需办理请假手续。实习期间无重要原因一概不准请假,如确有重大事情或生病等原因必须办理请假手续。

4. 请假同意后,无论时间长短,离开病房时,必须做好移交工作。如请假未批准,或未经请假而擅自离开实习医院者一律作旷课论;如因擅离职守而发生事故者,应根据情节轻重予以批评和处分。

5. 实习生应行为、语言文明,举止庄重,服饰得体干净。

6. 实习生应谦虚好学,乐于听取他人意见,团结友爱,尊重病区的医护人员和工人,积极主动完成老师布置的各项工作。

7. 尊重患者的知情同意权和保护病人隐私和人格,对患者态度和蔼,不以医谋私,对病人和家属的馈赠应一律婉言拒绝。

8. 实习生要发扬人道主义精神,坚持高尚的医疗道德,爱护病友,禁止因个人学习而增加病人痛苦、损害病人健康。在医疗上如有疑问时,应随时请示上级医师。若因不负责任,粗枝大叶的工作作风而导致发生医疗差错或事故,实习生应负责任。

9. 遵守和执行保护性医疗制度,在医疗工作中应严格遵守上级医师的指示,不得自作主张,未经上级医师同意不能单独开处方,不得签署病人会诊单、手术通知单、各种证明书;不得任意更改医嘱或不按照医嘱及规定之方法处理病人;遇患者和家属对诊断、治疗和预后有询问时,应按照上级医生意见解答;不得在没有上级医师的指导下,独行施行手术,以免危害病员健康;没有护士或其他人在旁时,实习生不得单独检查异性病人。

10. 实习生必须谨慎细致耐心,艰苦踏实,循序渐进,养成实事求是和理论联系实际的科学态度,反对脱离实际,好高骛远,单纯追求技术操作,忽视基本训练的倾向。

11. 实习生要爱护公物、仪器设备、检验用品等,如有损坏、丢失,应按实习单位有关损坏赔偿制度进行赔偿和处理。重要仪器、医药用具、未经上级医师同意,不得擅自动用。

12. 对实习医院的组织、设备、科研成果及有关医疗统计数字等属于保密范围的,不得向外泄露。

13. 实习医生在完成医疗工作的同时,也应学习护理知识,协同作治疗以及手术前的准备,协助共同做好清洁卫生工作。

六、实习医师诊疗权限

为规范临床诊疗权限,保障患者的医疗安全及医疗质量,保护患者、带教老师、实习生的合法权益,保证医学教育质量,根据《中华人民共和国执业医师法》等有关规定,实习生应在带教老师的监督、指导下参与临床诊疗活动,接受上级医师的监督与管理,并具有以下临床诊疗权限:

(一) 处方权限

无处方权和医嘱权。

(二) 行为权限

1. 可以值帮班,不可以独立值班、出具医学证明。

2. 不可以独立邀请会诊、执行会诊、门诊和急诊。

3. 可以在带教老师的监督指导下,接触观察病人、询问病人病史、检查病人体征、查阅病人有关资料、参与分析讨论病人病情等。

4. 需在带教老师的直接指导下,担任临床诊疗操作助手工作(不可以独立主持临床诊疗操作)。

(三) 病历书写权限

1. 不可以书写首次病程录、入院 72h 谈话记录。

2. 可以书写入院记录、每日病程记录、查房记录、疑难危重病例讨论记录、转科记录、转院记录、术前小结、死亡记录、出院小结,但所有书写内容均需相应级别医师 24h 之内审核签字后生效。

3. 可以书写临床诊疗操作记录,但需要带教老师(主刀或操作者)审核。

(四) 参与质量改进项目

了解医院及科室的质量监测项目,在临床带教老师指导下,参与医院及科室质量监督项目的数据收集工作。

七、实习医师请假制度

实习生的请休假制度按实习医院规定执行,须遵守实习医院的作息时间。在实习期间无重要原因一概不准请假。如确有重大事情或生病等原因的,必须办理请假手续。

1. 因学校、学院统一安排的活动涉及个别同学的,由学院相关部门通报各院教学部,由学生请假,在实习手册记录,但不作缺勤计。

2. 实习学生确因个人重要原因需要请假,一般需事先请假。事假必须先请假,获得同意后,方可以离岗,未获同意而离岗的,事后不予补办请假。确因病无法事先请假的,需凭医院证明,办理好补假手续。未办理请假手续的,一律按旷课处理。

3. 请假必须递交书面请假单,并按下列程序办理:

(1) 请假在一天以内者,实习生向带教老师提交请假申请书,经带教老师同意并在学生请假登记表中签字方可生效。

(2) 请假在一天以上两天以内(含两天)者,实习生向带教老师及实习科室负责人提交请假申请书,经带教老师及实习科室负责人同意并报教学部备案,在学生请假登记表中签字方可生效;院内各科交接班期间的请假,需经教学部同意。

(3) 请假在两天以上一周以内者,实习生向带教老师及实习科室负责人提交请假申请书,经实习科室负责人同意后,报教学部负责人审批同意并在学生请假登记表中签字方可生效;教学部对请假有不同意见应负责向科室反馈。

(4) 请假在一周(含双休日)以上者,需相关学校(学院)同意和医院教学部批准,在学生请假登记表中签字后生效。

(5) 请假期满必须办理销假手续,如有特殊原因需延长假期者,必须持有关证明续假。

(6) 未按请假审批权限办理的请假,一律无效。

4. 请假同意后,无论时间长短,离开病房时,必须做好移交工作。

5. 实习生双休日的工作和补休按医院和科室的安排执行,如参与双休日值班而须补休者须参加早晨病区医师带领下的病房巡视后,才能离开医院。否则,需办理请假手续。

6. 实习生上班时间必须在实习科室,如请假未批准,或未经请假而擅自离开实习医院者一律作旷课论;并不得参加该科出科考试。在本人做出检查后,根据情节和认识态度,由医院、相关学校讨论是否在全部实习结束后补实习,如因擅离职守而发生事故者,应根据情节轻重予以批评和处分。

7. 实习生在同一科室缺勤时间累计不得超过该科室实习时间的三分之一。在同一科室实习期间累计缺勤一周以上或累计缺实习达该门课(科)三分之一时,应在全部实习科目结束以后,经主管部门批准,进行补修或重修(见实习补休、重修制度);如缺实习达四个月者,不予补修。

8. 实习生的日常考勤由科室负责,有异常情况报告教研室或教学部;科室、教研室需经常检查,医院教学部、学生辅导员、医学院教育督导员不定期进行抽查。

9. 违反教学管理规定,旷课或擅自离校、教育实践环节擅自离岗者,给予相应的纪律处分,包括警告、严重警告、记过、留校察看等。

(郭永征 阮 冰)

第二节 感染性疾病新入院病人接诊流程

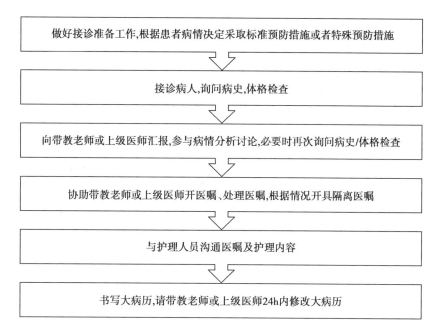

(郭永征 阮 冰)

第三节 感染性疾病标本采集要求

一、血标本

(一)采血时机

1. 怀疑菌血症时,应立即采集标本进行血培养。

2. 尽量在抗菌药物使用前,或停药 24h 后采集标本。

3. 在患者出现畏寒或寒战前 30min。

(二)采血次数及间隔

1. 对可疑为急性发热性疾病(如脑膜炎、细菌性肺炎)或需紧急手术的患者(如急性骨髓炎、化脓性关节炎等),立即从两臂分别采取 2 套血标本。每套包括一瓶需氧瓶和一瓶厌氧瓶。

2. 对可疑为感染性心内膜炎患者,在 24h 内取血 3 次,每次间隔不少于 30min;必要时次日再做血培养两次。

3. 对不明原因发热,如隐性脓肿、伤寒热和波浪热,先采集 2 ~ 3 套血标本,24 ~ 36 小时后估计体温升高之前,再采集 2 套以上。

(三) 采集方法

1. 皮肤消毒程序:用消毒液覆盖整个需要消毒的区域(从穿刺点向外画圈至直径达 5cm 以上)。

2. 培养基与血液之比 10 : 1 为宜,成人每培养瓶采血 8 ~ 10ml,儿童 1 ~ 5ml。

3. 用 10ml 注射器无菌穿刺取血后,勿换针头直接注入血培养瓶,轻轻颠倒混匀,以防血液凝固。若病人采血量不足,优先保持需氧菌瓶。

(四) 注意事项

1. 血液标本采集后应立即送检,不能及时送检者应置室温暂存,但不能超过 12h,且勿放入冰箱。

2. 采血部位,通常为肘静脉。

3. 切忌在静滴抗菌药物的静脉处采血。

4. 对于成人患者,每次分别在两个部位采集血标本以帮助区分是病原菌还是污染菌。

5. 导管易被固有菌群污染,不应从留置静脉或动脉导管采血。将血注入培养基前不需要更换针头,用无菌干棉球按压瓶塞,并尽可能避免血培养瓶橡皮塞上的残留消毒液影响结果。

(五) 结果判断

1. 血液中常见细菌为金黄色葡萄球菌、表皮葡萄球菌、A 群及 B 群链球菌、肺炎链球菌、肠球菌、肺炎克雷伯菌、铜绿假单胞菌等。

2. 血液培养报告的阳性结果一般可以认为是感染病原体,仅少数情况例外:一是检出凝固酶阴性葡萄球菌,如同时送检几瓶血培养中仅 1 瓶阳性,则污染可能性大;如 2 瓶以上同时阳性且菌种及药敏结果一致则认为是感染病原体;二是检出革兰氏阳性杆菌,一般认为是污染。如为血流感染,则血培养 90% 以上报阳时间短于 24h,如果报阳时间超过 3 日则须结合临床来综合判读。

3. 大多数的菌血症是间歇性的,往往需要以多次血培养阳性证实。

(六) 临床微生物标本送检的注意事项

1. 所有标本采集后都应立即送往实验室,最好在 2h 内。如果不能及时送检,置于室温环境。

2. 送检标本应注明来源、检验目的和采样时间,使实验室能正确选用相应的培养基和适宜的培养环境。

3. 厌氧培养标本需保持厌氧状态运送,使用专用运送培养基或用针筒抽取标本后排尽空气,在针头上置无菌橡皮塞后运送。

4. 最佳的临床标本送检,包括厌氧菌培养标本,首先取决于所获取标本的量。量少的标本要在采集后的 15 ~ 30min 内送检。

5. 送检期间要予以安全防护

(1) 放标本的容器必须防漏,禁止将渗漏的标本送往实验室。

(2) 严禁将带有裸露针头的注射器送往实验室。

二、痰标本

(一) 标本来源

痰 / 气管抽吸物、支气管肺灌洗吸出液、支气管刷子、气管内管、肺穿刺或活组织等。

(二) 采集方法

1. 自然咳痰法 以晨痰为佳,嘱病人用清水反复漱口,以除去口腔中细菌,然后用力深咳,从气管咳出呼吸道深部的痰,痰液直接吐入痰盒中,标本量应≥1ml。

2. 雾化导痰法 痰量少或无痰者可用45℃3%～5%氯化钠溶液雾化吸入导痰。对难于自然咳嗽的患者可用无菌吸痰管抽取气管深部分泌物。

3. 经人工气道吸引物 在吸痰前进行气道盥洗,给予少量生理盐水或生理盐水与5%碳酸氢钠1:1混合液,有助于稀释粘稠的痰液和促进咳嗽反射以利于深部分泌物引流;不带负压放置吸痰管进入气道,直到开始准备撤出时才给予负压吸引;每次吸引时间控制在10～15m,除非痰量很大。

4. 支气管镜采集法 用支气管镜在肺内病灶附近用导管吸引或用支气管刷直接取得标本。

5. 标本容器要求 盛装标本的容器应洁净、广口、无菌、加盖、密封、防渗漏。不含防腐剂和抑菌剂,一次性使用。

(三) 注意事项

1. 痰培养同时送痰标本检查。

2. 以晨痰为佳。防止唾液及上呼吸道分泌物污染。

3. 抗菌药物使用前采集为宜。

4. 连续采集3～4次,间隔时间>24h。

(四) 结果判断

1. 正常人体下呼吸道无菌,上呼吸道有正常菌群栖居。

2. 常见病原菌为肺炎链球菌、乙型溶血性链球菌、金黄色葡萄球菌、厌氧性球菌、结核分枝杆菌等。

3. 口腔中存在很多正常细菌及条件致病菌,例如草绿色链球菌、奈瑟菌属、凝固酶阴性球菌、肠球菌属、革兰氏阴性杆菌等,因此痰液标本应首先判断是否为气道深部的痰标本,外观是否脓性。

4. 合格痰的涂片低倍镜下鳞状上皮细胞<10个/低倍视野,白细胞>25个/低倍视野,或两者比例小于1:2.5。

5. 连续两次分离出相同的病原菌,且半定量为中量或3+以上,可以认为是感染病原菌。

6. 经纤维支气管镜和人工气道吸引采集分泌物分离出的细菌可以认为是感染病原菌。

7. 痰液与血液或胸水中分离到相同病原体,有诊断意义。

(五) 临床微生物标本送检的注意事项

1. 痰标本采集后避免干燥,2h内尽快送至细菌室。

2. 密闭容器送检,禁止将渗漏的标本送往细菌室。

三、尿标本

(一) 尿培养检查指征

1. 发热、尿频、尿急、脓尿、小便困难、耻骨上压痛等临床症状。

2. 具有典型的尿路感染症状。

3. 肉眼脓尿或血尿。

4. 尿常规 白细胞和/或亚硝酸盐阳性。

5. 不明原因的发热,无其他局部症状。

6. 留置导尿管的病人出现发热;膀胱排空功能受损。

7. 尿道口有脓性分泌物。

8. 泌尿系统疾病手术前。

(二) 尿培养采集时机与频次

1. 采集时机　以抗菌药物使用之前的清晨第一次中段尿为宜,注意避免采集消毒剂污染的标本。

2. 采集频次　①具有尿痛、尿频、尿急等明显症状的患者,只需采集一份标本;治疗 48 ~ 72h 后可采集第二份标本;②对于症状不明显的患者,需采集 2 ~ 3 份标本;③怀疑肾结核时,应连续 3 天采集晨尿;④多次收集或 24h 尿不应用于尿液培养,且尿液中不应加入防腐剂或消毒剂。

(三) 采集方法

1. 普通中段尿采集　采样前女性清洁外阴部尿道口,男性清洁尿道口(翻转包皮冲洗),用聚维酮碘消毒尿道口,灭菌纱布擦干。自然留取(尿液需呈直线状排出)或插导尿管,留取中段尿 5ml 以上送检。

2. 留置导尿的尿标本采集

(1) 采样前:有条件者夹管 4 ~ 5h 以上,使细菌有足够繁殖时间以提高阳性率。

(2) 采样时:松管弃去前端尿液,左手戴无菌手套固定导尿管后,按中、左、右、中的顺序,用聚维酮碘消毒尿道口处导尿管壁,用无菌注射器针头斜穿管壁抽吸尿液。

(四) 注意事项

1. 采集的尿液标本放入无菌容器中立即送检,标本不能立即送检者,暂存 4℃冰箱;不得超过 6h。

2. 使用抗菌药物前采集尿液,不加防腐剂。

3. 严格无菌操作,避免污染。

4. 不可以打开导尿管和引流管连接处收集标本。不可以从集尿袋下端管口留取标本。

(五) 结果判断

1. 正常情况下尿液为无菌。

2. 常见病原菌为大肠埃希菌、肠球菌等。

3. 尿路感染的致病菌一般不超过 2 种,如果培养中发现 3 种以上的病原体,则认为标本采集不合格;如培养发现 2 种以下病原体,其革兰氏阴性杆菌浓度大于 10^5cfu/ml 或革兰氏阳性球菌大于 10^4cfu/ml,可以认为是感染的病原菌,反之污染菌可能性大。真菌浓度大于 $10^{3~4}$cfu/ml 可以认为是感染菌。

4. 已用抗菌药或经导尿管采集的尿液,多次尿培养为单一的同种菌,细菌浓度虽未达到上述界限,也可以认为是感染的病原菌。

(六) 标本送检的注意事项

1. 尿液采集后 2h 内尽快送到细菌室;不能及时送检时放置于 4℃冰箱内,但不要超过 6h。

2. 用密闭容器送检,禁止送检渗漏的标本。

(郭永征　阮　冰)

第四节　医护人员职业暴露防护

一、医护人员职业防护

(一) 目的

防止医护人员、探视者和病人暴露于可能带有致病因子的污染物,减少和避免感染性物质暴露引起的职业损伤。

(二) 术语和定义

1. 职业安全　以防止医务人员在医疗相关活动中发生各种伤亡事故为目的,在规章制度、工作条件、教育培训等方面所采取的相应措施。

2. 防护措施　避免医务人员在工作中接触感染性物质而采取的隔离、屏蔽、个人防护等措施或手段。

3. 个人防护用品　为使职工在职业活动过程中免遭或减轻事故和职业危害因素的伤害而提供的个人穿戴用品。

4. 职业暴露　指医务人员在从事诊疗、护理活动过程中接触有毒、有害物质,或传染病病原体,从而损害健康或危及生命的一类职业暴露。医务人员职业暴露,又分感染性职业暴露,放射性职业暴露,化学性(如消毒剂、某些化学药品)职业暴露,及其他职业暴露。

5. 血源性病原体　指存在于血液和某些体液中的能引起人体疾病的病原微生物,例如乙型肝炎病毒、丙型肝炎病毒和艾滋病病毒等。

6. 职业接触　指医务人员在医疗相关活动中,通过眼、口、鼻及其他黏膜、破损皮肤或非胃肠道接触病原体的状态。

7. 非胃肠道接触　指医务人员在医疗相关活动中,通过针刺、咬伤、擦伤和割伤等途径穿透皮肤或黏膜屏障接触病原体的状态。

8. 污染　指工作环境、物体内或其表面存在病原体或者其他潜在传染性物质的状态。

9. 标准预防　认定病人血液、体液、分泌物、排泄物均具有传染性,接触上述物质者必须采取的防护措施。根据普遍预防原则,医疗卫生机构所采取的一整套预防控制病原体职业接触的程序和措施。

10. 特殊预防　基于传播方式的隔离。对确诊或可疑的传染病人在标准预防的基础上,采取附加预防。

11. 接触后预防　在接触可能感染病原体的血液或其他体液之后,应立即采取的一整套预防控制措施,包括应急处理、对接触源的评价、对接触者的评价和接触后预防措施、咨询与随访等。

(三) 标准预防和特殊预防

1. 标准预防的基本特点

(1) 既要防止血源性疾病的传播,也要防止非血源性疾病的传播。

(2) 强调双向防护,既防止疾病从病人传至医务人员,也防止从医务人员传至病人。

(3) 针对所有为患者实施操作的全过程。

2. 标准预防的措施

(1) 手卫生。

(2) 规范使用个人防护用品,包括戴帽子、口罩、手套、穿隔离衣、戴护目镜和面罩等。

(3) 规范处置锐器。

(4) 可以复用的医疗用品、设备,在不同病人间使用需进行清洁、消毒或灭菌。

(5) 对医院普通病房的环境、物体表面定期清洁,从相对清洁到相对污染,分区多块消毒。遇污染时随时消毒。

(6) 可以重复使用的餐饮具应清洗、消毒后再使用,推荐病人使用一次性用具。

(7) 送洗的衣服分类置于专用袋中,运输至指定地点进行清洗、消毒,并防止运输过程中的污染。

(8) 医疗废物按管理规定规范处理。

3. 特殊预防　根据病原体传播途径采取的隔离措施,包括接触隔离、空气隔离和飞沫隔离。

4. 标准预防和特殊预防相结合

(四) 标准预防的措施和方法

1. 手卫生

(1) 洗手:用水将手淋湿,在手上涂满抗菌洗手液;采用 6 步洗手法,用清水冲洗干净;用一次性纸巾擦干;用纸巾垫着关掉水龙头。洗手时间 60s 或每步骤匀速重复 5 次。

(2) 搓手:应用足够手消净全面涂抹手的表面,搓手至干燥。

(3) 执行手卫生的重要时刻包括:任何一次与患者直接接触之前和之后;处置不同患者时;摘下手套后即刻;操作侵入机体的设备之前;接触血液、体液、分泌物、排泄物、破损的皮肤和被污染的物品之后,以及手套破损的情况下;在为患者提供医疗服务过程中,从患者身体的一个污染部位移动到另一个清洁部位时;接触患者身边的物品后。

2. 手套

(1) 在接触血液、体液、分泌物、排泄物、黏膜和破损皮肤时要戴手套。

(2) 接触可能具有传染性的物质后,要更换手套后进行下一个针对同一个患者的操作。

(3) 使用完毕后摘除手套,并立即执行手卫生。

(4) 在接触未被污染的物体和表面或处置另一个患者之前要戴手套。

3. 面部防护(眼、鼻及口)

(1) 佩戴外科口罩或操作口罩及眼部防护装置(眼部遮护罩、护目镜)。

(2) 在进行可能发生血液、体液、分泌物或排泄物喷溅的医疗活动时,佩戴面罩以保护眼部、鼻腔及口腔黏膜。

4. 隔离衣或防护服

(1) 在可能引发血液、体液、分泌物或排泄物喷溅的操作中,要穿戴隔离衣或防护服以保护皮肤及避免喷溅物污染衣服。

(2) 操作完毕后尽快脱下隔离衣或防护服,并执行手卫生。

5. 预防针刺伤和其他锐器损伤

(1) 使用过的锐器马上直接放入锐器盒。

(2) 操作在光线充足的地方进行。

(3) 禁止将使用后的一次性针头重新套上针头套。

(4) 禁止用双手将已使用的注射器重新套帽。

(5) 禁止用手直接接触使用后的针头、刀片等锐器。

(6) 禁止故意用手弯折或拔除污染针与其他锐器,必须用机械方法。

(7) 禁止将针头放置在床边、小车顶部。

(8) 使用后的锐器直接放入耐刺、防渗漏的锐器盒。

(9) 使用具有安全性能的注射器、输液器。

(10) 采集病人血液、体液标本时要注明隔离标记,采用真空采血系统,执行安全注射。

(11) 应及时处理针头及其他锐利器械,避免集中处理时的二次损伤。

(12) 有关血液与感染性材料的操作应减少溅出物与滴液。

(13) 手术时使用消毒盘传递器械,不直接传递,不直接用手安装锐利器械,借助工具。

(14) 定期自我检查,及时发现破损的皮肤及黏膜,及时处理,及时采取措施。

（15）如果发生锐器伤，首先要保持镇静，戴手套者迅速、敏捷地按常规脱去手套，按《感染性职业暴露处理程序》处理。

6. 呼吸卫生和咳嗽礼节

（1）对有呼吸道症状的患者病情允许时建议戴口罩。

（2）指导患者在咳嗽或打喷嚏时用纸巾或口罩掩住口鼻，妥善处理用过的纸巾和口罩，在接触呼吸道分泌物后执行手卫生。

（3）有急性发热呼吸道症状的患者在发热门诊首诊，与其他人保持至少1米以上的间隔。

7. 环境清洁

环境和其他经常接触的表面进行常规清洁和消毒。

8. 被服管理

（1）整理、运送和处理用过的被服时要注意预防皮肤和黏膜的暴露，以及衣服被污染。

（2）避免将病原体传播给其他患者或污染环境。

9. 医疗废物处理

（1）确保安全管理医疗废物。

（2）将被血液、体液、分泌物和排泄物污染的废弃物当作医疗废物，按照《医疗废物管理制度》处理。

（3）与标本处理直接相关的人体组织及实验室废弃物，按医疗废弃物处理。

（4）正确处理一次性用品。

10. 医疗设备的清洁消毒

（1）处理被血液、体液、分泌物和排泄物污染的器械时，要预防皮肤和黏膜的暴露，防止衣服被污染，并避免将病原体传播给其他患者或造成环境污染。

（2）其他患者使用之前，对可以重复使用的器械进行恰当的清洁、消毒和灭菌。

二、医护人员职业暴露处理

（一）预防暴露

1. 建议HBsAg（-）、HBsAb（-）的员工接种乙肝疫苗，接种5年后若HBsAb（-），可以重新接种。

2. 医院提供减少刺伤的设备如放置针头、注射器的耐刺容器。

3. 医院提供个人防护设备如手套，医务人员进行静脉注射、抽血等这些高风险操作时尽可能戴手套，接触病人的血液和体液时需戴手套。在进行喷溅性操作时，需戴眼罩进行防护，避免接触患者的血液和体液。

4. 医院门诊药房必须配备乙肝高效价免疫球蛋白。

（二）职业暴露紧急处理程序（图1-4-1）

（三）报告方式

可以采用以下报告方式：根据工号登录医院感染管理软件报告、由发生部门的工作人员协助报告（发生部门有责任和义务协助报告）或发生暴露者直接到保健部登记。

（四）暴露有传染性体液后的预防措施

1. 乙型肝炎　HBsAg（-）、HBsAb（-）的医护人员暴露于HBsAg（+）的病人，应注射高价免疫球蛋白（需在24h内），同时接种乙肝疫苗（0，1，6月）方案；当医务人员暴露HBV阳性体液后，于暴露3个月后复查ALT、AST及乙肝三系。

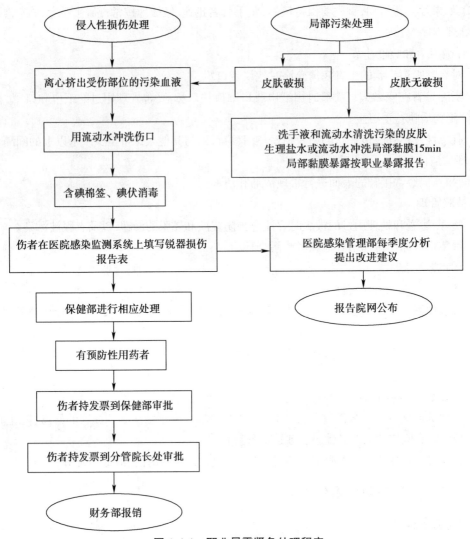

图 1-4-1 职业暴露紧急处理程序

2. 丙型肝炎　当前医务人员暴露丙肝体液后尚无有效的预防手段,于暴露 3 个月后复查 ALT、AST 及 HCV。

3. 艾滋病　医务人员暴露于 HIV(+)的病人后,由所在医院艾滋病暴露防治专家小组做出艾滋病病毒感染风险评估及暴露风险分级(决定是否预防用药和定期随访检查)。

4. 不明体液

(1) 医务人员暴露于不明体液后,应努力查找到病人待知道化验结果后再做相应处理。

(2) 无法查找到化验结果,若暴露者本人 HBsAb(−)则给予注射一次乙肝免疫球蛋白针。

(3) 医务人员暴露于不明体液后,应进行术前四项的检测以示对照。

(郭永征　阮　冰)

第五节　消毒隔离技术规范的措施及方法

医疗机构应加强对医务人员及消毒、灭菌工作人员的培训。培训内容应包括消毒、灭菌工作对预防和控制医院感染的意义、相关法律法规的要求、消毒与灭菌的基本原则与知识、消毒与灭菌工作中的职业防护等。

一、术语和定义

(一) 标准预防

针对医院所有患者和医务人员采取的一组预防感染措施。包括手卫生,根据预期可能的暴露选用手套、隔离衣、口罩、护目镜或防护面罩,以及安全注射。也包括穿戴合适的防护用品处理患者环境中污染的物品与医疗器械。

标准预防基于患者的血液、体液、分泌物(不包括汗液)、非完整皮肤和黏膜均可能含有感染性因子的原则。

(二) 空气传播

带有病原微生物的微粒子(≤5μm)通过空气流动导致的疾病传播。

(三) 飞沫传播

带有病原微生物的飞沫核(>5μm),在空气中短距离(1m 内)移动到易感人群的口、鼻、黏膜或眼角膜等导致的传播。

(四) 接触传播

病原体通过手、媒介物直接或间接接触导致的传播。

(五) 感染链

感染在医院内传播的三个环节,即感染源、传播途径和易感人群。

(六) 高水平消毒(high level disinfection)

杀灭一切细菌繁殖体包括分枝杆菌、病毒、真菌及其孢子和绝大多数细菌芽孢。达到高水平消毒常用的方法包括采用含氯制剂、二氧化氯、邻苯二甲醛、过氧乙酸、过氧化氢、臭氧、碘酊等以及能达到灭菌效果的化学消毒剂在规定的条件下,以合适的浓度和有效的作用时间进行消毒的方法。

(七) 中水平消毒(middle level disinfection)

杀灭除细菌芽孢以外的各种病原微生物,包括分枝杆菌。达到中水平消毒常用的方法包括采用碘类消毒剂(碘附、氯己定碘等)、醇类和氯己定的复方、醇类和季铵盐类化合物的复方、酚类等消毒剂,在规定条件下,以合适的浓度和有效的作用时间进行消毒的方法。

(八) 低水平消毒(low level disinfection)

能杀灭细菌繁殖体(分枝杆菌除外)和亲脂病毒的化学消毒方法以及通风换气、冲洗等机械除菌法如采用季铵盐类消毒剂(苯扎溴铵等)、双胍类消毒剂(氯己定)等,在规定的条件下,以合适的浓度和有效的作用时间进行消毒的方法。

(九) 灭菌(sterilization)

用物理或化学的方法杀灭全部微生物,包括致病的和非致病微生物以及芽孢,使之达到无菌保障水平。

二、消毒、灭菌方法的选择原则

(一) 根据物品污染后导致感染的风险高低选择相应的消毒或灭菌的方法

1. 高度危险性物品,应采用灭菌方法处理;中度危险性物品,应达到中水平消毒以上效果的消毒方法;低度危险性物品,宜采用低水平消毒方法,或做清洁处理;遇有病原微生物污染时,针对所污染病原微生物的种类选择有效的消毒方法。根据物品上污染微生物的种类、数量选择消毒或灭菌方法：对受到致病菌芽胞、真菌孢子、分枝杆菌和经血传播病原体(乙型肝炎病毒、丙型肝炎病毒、艾滋病病毒等)污染的物品应采用高水平消毒或灭菌。对受到真菌、亲水病毒、螺旋体、支原体、衣原体等病原微生物污染的物品，应采用中水平以上的消毒方法。对受到一般细菌和亲脂病毒等污染的物品，应采用达到中水平或低水平的消毒方法。杀灭被有机物保护的微生物时，应加大消毒药剂的使用剂量和 / 或延长消毒时间。消毒物品上微生物污染特别严重时，应加大消毒药剂的使用剂量和 / 或延长消毒时间。

2. 床单消毒　对患者住院期间、出院、转院、死亡后所用的床及床周围物体表面进行的清洁与消毒。

3. 终末消毒　传染源离开疫源地后，对疫源地进行的一次彻底的消毒。如传染病患者出院、转院或死亡后，对病室进行的最后一次消毒。

4. 隔离　采用各种方法、技术，防止病原体从患者及携带者传播给他人的措施。

5. 清洁　进行呼吸道传染病诊治的病区中不易受到患者血液、体液和病原微生物等物质污染及传染病患者不应进入的区域。包括医务人员的值班室、卫生间、男女更衣室、浴室以及储物间、配餐间等。

6. 潜在污染区　进行呼吸道传染病诊治的病区中位于清洁区与污染区之间，有可能被患者血液、体液和病原微生物等物质污染的区域，包括医务人员的办公室、治疗室、护士站、患者用后的物品、医疗器械等的处理室、内走廊等。

7. 污染区　进行呼吸道传染病诊治的病区中传染病患者和疑似传染病患者接受诊疗的区域，包括被其血液、体液、分泌物、排泄物污染物品暂存和处理的场所。包括病室、处置室、污物间以及患者入院、出院处理室等。

8. 两通道　进行呼吸道传染病诊治的病区中的医务人员通道和患者通道。医务人员通道、出入口设在清洁区一端，患者通道、出入口设在污染区一端。

9. 缓冲间　进行呼吸道传染病诊治的病区中清洁区与潜在污染区之间、潜在污染区与污染区之间设立的两侧均有门的小室，为医务人员的准备间。

10. 负压病区(房)　通过特殊通风装置，使病区(病房)的空气按照由清洁区向污染区流动，使病区(病房)内的压力低于室外压力。负压病区(房)排出的空气需经处理，确保对环境无害。

(二) 隔离室标志

隔离病室应有隔离标志，并限制人员的出入，黄色为空气传播的隔离，粉色为飞沫传播的隔离，蓝色为接触传播的隔离。

1. 接触隔离患者的血液、体液、分泌物、排泄物等物质时，应戴手套；离开隔离病室前，接触污染物品后应摘除手套，洗手和 / 或手消毒。手上有伤口时应戴双层手套。

2. 进入隔离病室，从事可能污染工作服的操作时，应穿隔离衣；离开病室前，脱下隔离衣，按要求悬挂，每天更换清洗与消毒；或使用一次性隔离衣，用后按医疗废物管理要求进行处置。接触甲类传染病应按要求穿脱防护服，离开病室前，脱去防护服，防护服按医疗废物管理要求进行处置。

3. 空气传播的隔离与预防接触经空气传播的疾病，如肺结核、水痘等，在标准预防的基础上，还应采用空气传播的隔离与预防。

三、穿脱隔离衣操作步骤

(一) 穿隔离衣步骤

1. 戴好口罩及帽子，取下手表，卷袖过肘。

2. 手持衣领取下隔离衣,清洁面朝自己,将衣领两端向外折齐,对齐肩缝,露出袖子内口。

3. 右手持衣领,左手伸入袖内,右手将衣领向上拉,使左手套入后露出;换左手持衣领,右手伸入袖内;举双手将袖抖上,注意勿触及面部。

4. 两手持衣领,由袖子中央顺着边缘将领扣扣好,再扎好袖口(此时手已污染),松腰带活结。

5. 将隔离衣一边约在腰下 5cm 处渐向前拉,直到见边缘,则捏住;同法捏住另一侧边缘,注意手勿触及衣内面。然后双手在背后将边缘对齐,向一侧折叠,一手按住折叠处,另一手将腰带拉至背后压住折叠处,将腰带在背后交叉,回到前面系好。

(二) 脱隔离衣步骤

1. 解开腰带,在前面打一活结。

2. 解开两袖口,在肘部将部分袖子套塞入袖内,便于消毒双手。

3. 双手浸泡于有消毒液脸盆内。用刷子按顺序刷洗共 2 分钟,再用清水洗净。

4. 取清洁毛巾把手擦干。

5. 消毒清洗双手后,解开领扣,右手伸入左手腕部套袖内,拉下袖子过手,用遮盖着的左手握住右手隔离衣袖子的外面,将右侧袖子拉下,双手转换渐从袖管中退出。

6. 用左手自衣内握住双肩肩缝撤右手,再用右手握住衣领外面反折,脱出左手。左手握住领子,右手将隔离衣两边对齐挂在衣钩上。如不再用,将反面向外卷起,放入污物袋。

7. 洗手,脱口罩。

四、医务人员防护用品穿脱程序

(一) 穿戴防护用品应遵循的程序

1. 清洁区进入潜在污染区 洗手→戴帽子→戴医用防护口罩→穿工作衣裤→换工作鞋后→进入潜在污染区。手部皮肤破损的戴乳胶手套。

2. 潜在污染区进入污染区 穿隔离衣或防护服→戴护目镜 / 防护面罩→戴手套→穿鞋套→进入污染区。

3. 为患者进行吸痰、气管切开、气管插管等操作 在可能被患者的分泌物及体内物质喷溅的诊疗护理工作前,应戴防护面罩或全面型呼吸防护器。

(二) 脱防护用品应遵循的程序

1. 医务人员离开污染区进入潜在污染区前 摘手套、消毒双手→摘护目镜 / 防护面罩→脱隔离衣或防护服→脱鞋套→洗手和 / 或手消毒→进入潜在污染区,洗手或手消毒。

2. 物品处置 用后物品分别放置于专用污物容器内。

3. 从潜在污染区进入清洁区前 洗手和 / 或手消毒→脱工作服→摘医用防护口罩→摘帽子→洗手和 / 或手消毒后,进入清洁区。

4. 离开清洁区 沐浴、更衣→离开清洁区。

(许 洁)

第六节 传染病预防控制与报告制度

为加强传染病信息报告管理,提高报告质量,为预防控制传染病的暴发、流行提供及时、准确的信息,更好地适应传染病防控形势,同时,为满足临床实习及规培要求,依据《中华人民共和国传染病防治法》《传染病信息报告管理规范(2015 年版)》《全国传染病信息报告管理工作技术指南

(2016 年版)》等相关法律、法规、文件,特制定了本制度。本制度内容主要包括组织机构职责、传染病信息报告、报告数据管理、传染病疫情分析与利用、资料保存、信息系统安全管理、考核与评估等内容。

一、组织机构职责

我国传染病报告遵循分级负责、属地管理的原则,各有关部门与机构在传染病信息报告管理工作中履行各自职责,其中医疗机构职责如下:

严格执行首诊医生负责制,依法依规及时报告法定传染病,负责传染病信息报告管理要求的落实。

(一) 建立健全传染病诊断、登记、报告、培训、质量管理和自查等制度。

(二) 确立或指定具体部门和专(兼)职人员负责传染病信息报告管理工作,并配备传染病信息报告的专用计算机和相关网络设备。二级及以上医疗机构必须配备 2 名或以上专(兼)职人员,一级及以下医疗机构至少配备 1 名。

(三) 负责对本单位相关医务人员进行传染病诊断标准和信息报告管理技术等内容的培训。

(四) 协助疾病预防控制机构开展传染病疫情调查和信息报告管理工作考核与评估。

(五) 承担基本公共卫生服务项目的基层医疗卫生机构(乡镇卫生院、社区卫生服务中心)履行以上职责的同时,在县级疾病预防控制机构的指导下,承担本辖区内不具备网络直报条件的责任报告单位的传染病信息网络报告。

二、传染病信息报告

属地管理原则:传染病报告遵循属地管理的原则,传染病报告实行首诊医生负责制。

责任报告单位和责任报告人:各级各类医疗卫生机构为责任报告单位,其执行职务的人员和乡村医生、个体开业医生均为责任疫情报告人。

(一) 报告病种

1. 法定报告传染病,分甲、乙、丙三类,共 39 种。

(1) 甲类传染病:鼠疫、霍乱,共 2 种。

(2) 乙类传染病:传染性非典型肺炎、艾滋病(艾滋病病毒感染者)、病毒性肝炎、脊髓灰质炎、人感染高致病性禽流感、麻疹、流行性出血热、狂犬病、流行性乙型脑炎、登革热、炭疽、细菌性和阿米巴性痢疾、肺结核、伤寒和副伤寒、流行性脑脊髓膜炎、百日咳、白喉、新生儿破伤风、猩红热、布鲁菌病、淋病、梅毒、钩端螺旋体病、血吸虫病、疟疾、人感染 H7N9 禽流感,共 26 种。

(3) 丙类传染病:流行性感冒、流行性腮腺炎、风疹、急性出血性结膜炎、麻风病、流行性和地方性斑疹伤寒、黑热病、包虫病、丝虫病,除霍乱、细菌性和阿米巴性痢疾、伤寒和副伤寒以外的感染性腹泻病、手足口病,共 11 种。

(4) 国家卫健委决定列入乙类、丙类传染病管理的其他传染病和需要开展应急监测的其他传染病。包括新发、境外输入的传染病,如人感染猪链球菌、发热伴血小板减少综合征、全国急性弛缓性麻痹、埃博拉出血热、中东呼吸综合征、寨卡病毒病等。

2. 其他传染病　省级人民政府决定按照乙类、丙类管理的其他地方性传染病和其他暴发、流行或原因不明的传染病。

3. 不明原因肺炎和不明原因死亡等特定目的监测的疾病。

（二）诊断与分类

责任报告人应按照传染病诊断标准及时对传染病病人或疑似病人做出诊断。根据不同传染病诊断分类，分为疑似病例、临床诊断病例、确诊病例和病原携带者四类。其中，需报告病原携带者的病种包括霍乱、脊髓灰质炎以及国家卫健委规定的其他传染病。采供血机构发现艾滋病病毒（HIV）抗体确证试验或核酸检测阳性的病例，应按 HIV 感染者报告，病例分类为确诊病例。

（三）登记与报告

1. 责任报告单位或责任报告人在诊疗过程中应规范填写或由电子病历、电子健康档案自动生成规范的门诊日志、入 / 出院登记、检测检验和放射影像登记。

2. 首诊医生在诊疗过程中发现传染病病人、疑似病人和规定报告的病原携带者后，应立即按要求填写"传染病报告卡"，或通过电子病历、电子健康档案自动抽取符合交换文档标准的电子传染病报告卡，并按规定时限和程序进行报告。

3. 医疗卫生机构网络直报管理人员应保证疫情信息报告的及时、准确与真实。若发现填写不完整、不准确，或有错项、漏项等情况，应及时通知报告人核对，核实无误后再进行报告。

4. 医疗卫生机构在开展健康体检、术前检查、孕产妇产前检查及住院常规检查等时，筛查出的乙肝、丙肝、梅毒等实验室血清抗体阳性结果者，但未经医生明确诊断或经医生诊断不符合传染病诊断标准的病例，不需报告。

5. 责任报告单位应定期对本单位传染病报告工作开展自查，并将自查结果呈报本单位领导，同时在院内通报。如发现漏报，应及时补报。

6. 重点传染病报告原则

（1）肺结核

1）治疗失败病例、返回病例、未完成疗程病例、中断治疗后重新治疗的既往肺结核病例，不需报告，可以在门诊日志等登记册中记录为复诊病例。

2）对新发现的、经规范治疗治愈后再次复发的病例需要报告。

3）诊断为耐多药结核需要报告，并在备注栏中填写"multidrug resistant tuberculosis（MDRTB）"。

（2）梅毒

1）复发病例不需要报告。

2）年度内或跨年度的梅毒血清随访检测阳性病例不需要报告。

3）非梅毒螺旋体血清学试验阳性，而未做梅毒螺旋体血清学试验，按疑似病例填报。

（3）丙肝

1）既往已治愈再次感染的病例需要报告。

2）抗-HCV 检测结果阳性，符合临床诊断但未开展 HCV RNA 检测的病例，填报"临床诊断病例"。

3）HCV RNA 检测结果阳性病例，填报"确诊病例"，并进一步填报"急性"或"慢性"。

4）18 个月及以下的婴儿或幼儿，抗 -HCV 阳性并不一定代表 HCV 感染，应以 HCV RNA 阳性作为其 HCV 感染报告的依据；6 个月后复查 HCV RNA 仍为阳性者，可以诊断为慢性丙型肝炎。

5）HCV RNA 检测结果阴性的病例，不论抗 -HCV 检测结果如何，均不需要报告；已按抗 -HCV 检测结果阳性报告的"临床诊断病例"，应订正为其他疾病。

（4）乙肝

1）乙肝病原携带者，包括慢性 HBV 携带者和非活动性 HBsAg 携带者，不需要报告。

2）以往曾在本院或其他医院诊断并明确报告过的乙肝病例，不需再次报告，应在门诊日志等登记册中记录为复诊病例。

(5) 血吸虫病

1) 既往感染已治愈再次感染的血吸虫病病例需要报告。

2) 新发现(以往未登记入册)的晚期血吸虫病病例需要报告,按"未分类"填报,并在备注栏中标明"晚期血吸虫病"。

3) 国外输入的血吸虫病病例需要报告,按照"未分类"填报,并在备注栏中标明"血吸虫病种类 + 输入国家"。

4) 对于血清学检查阳性,有居住在流行区或曾到过流行区有多次疫水接触史者,未做病原学检查的病例,只能按照"临床诊断病例" + "慢性"上报,不能报作"确诊病例" + "慢性"。

7. 突发公共卫生事件的报告

(1) 报告和管理的内容 按照突发公共卫生事件的定义,对突然发生、造成或者可能造成社会公众健康严重损害的重大传染病疫情、群体性不明原因疾病、重大食物和职业中毒以及其他严重影响公众健康的事件及处置信息进行报告。责任报告单位和责任报告人在获得突发公共卫生事件相关信息后,应当在 2h 内以电话或传真等方式向属地卫生行政部门以及疾病预防控制机构报告。具体报告标准见表 1-6-1。

表 1-6-1 国家突发公共卫生事件报告标准

病种	标准	依据
鼠疫	发现 1 例及以上鼠疫病例。	《国家突发公共卫生事件相关信息报告管理工作规范(试行)》(以下简称:2005 版国家规范)
霍乱	发现 1 例及以上霍乱病例。	
传染性非典型肺炎	发现 1 例及以上传染性非典型肺炎病例病人或疑似病人	2005 版国家规范
输血性乙肝、丙肝、HIV	医疗机构、采供血机构发生 3 例及以上输血性乙肝、丙肝病例或疑似病例或 HIV 感染。	2005 版国家规范
甲肝 / 戊肝	1 周内,同一学校、幼儿园、自然村、社区、建筑工地等集体单位发生 5 例及以上甲肝 / 戊肝病例。	2005 版国家规范
脊髓灰质炎	发现 1 例及以上脊髓灰质炎野病毒病例;发现脊灰疫苗衍生病毒循环(cVDPVs)	《脊髓灰质炎野病毒输入性疫情和疫苗衍生病毒相关事件应急预案(试行)》(卫办疾控发〔2011〕60 号)
人感染高致病性禽流感	发现 1 例及以上人感染高致病性禽流感病例。	2005 版国家规范
麻疹	1 周内,同一学校、幼儿园、自然村、社区、建筑工地等集体单位发生 10 例及以上麻疹病例。	2005 版国家规范
流行性出血热	1 周内,同一自然村、社区、建筑工地、学校等集体单位发生 5 例(高发地区 10 例)及以上流行性出血热病例,或者死亡 1 例及以上。	2005 版国家规范
流行性乙型脑炎	1 周内,同一乡镇、街道等发生 5 例及以上乙脑病例,或者死亡 1 例及以上。	2005 版国家规范

续表

病种	标准	依据
登革热	2 周内,同一县(市、区)发生 3 例及以上本地感染的登革热病例;或以县(市、区)为单位,近 5 年首次发现病例。	《中国疾病预防控制中心关于印发登革热防治技术指南的通知》(中疾控传防发〔2014〕360 号)
炭疽	发生 1 例及以上肺炭疽病例;或 1 周内,同一学校、幼儿园、自然村、社区、建筑工地等集体单位发生 3 例及以上皮肤炭疽或肠炭疽病例;或 1 例及以上职业性炭疽病例。	2005 版国家规范
细菌性和阿米巴性痢疾	3 天内,同一学校、幼儿园、自然村、社区、建筑工地等集体单位发生 10 例及以上细菌性和阿米巴性痢疾病例,或出现 2 例及以上死亡。	2005 版国家规范
伤寒(副伤寒)	1 周内,同一学校、幼儿园、自然村、社区、建筑工地等集体单位发生 5 例及以上病例,或出现 2 例及以上死亡。	2005 版国家规范
肺结核	1 个学期内,同一学校、幼儿园发生 10 例及以上有流行病学关联的结核病病例,或出现结核病死亡病例。	《关于印发学校结核病防控工作规范(2017 版)的通知》国卫办疾控〔2017〕22 号
流行性脑脊髓膜炎	3 天内,同一学校、幼儿园、自然村寨、社区、建筑工地等集体单位发生 3 例及以上病例,或者有 2 例及以上死亡。	2005 版国家规范
猩红热	1 周内,同一学校、幼儿园等集体单位中,发生 10 例及以上病例。	2005 版国家规范
布鲁菌病	(一)在布病持续流行的县(市、区),3 周内,同一自然村屯、社区、饲养场、牲畜集散地、屠宰加工厂等场所发生 3 例及以上急性期布病病例。 (二)既往 5 年内无本地布病病例报告的县(市、区),出现 1 例及以上本地急性期布病病例。 (三)当地卫生计生行政部门认为其他可能造成公共卫生威胁,或按照《国家突发公共卫生事件应急预案》的判定标准、达到一般及以上级别的布病疫情相关事件。	《国家卫生计生委办公厅关于印发全国布鲁氏菌病监测工作方案的通知》(国卫办疾控函〔2018〕141 号)
钩端螺旋体病	1 周内,同一自然村寨、建筑工地等集体单位发生 5 例及以上钩端螺旋体病病例,或者死亡 1 例及以上。	2005 版国家规范
血吸虫病	在未控制地区,以行政村为单位,2 周内发生急性血吸虫病病例 10 例及以上,或在同一感染地点 1 周内连续发生急性血吸虫病病例 5 例及以上;在传播控制地区,以行政村为单位,2 周内发生急性血吸虫病 5 例及以上,或在同一感染地点 1 周内连续发生急性血吸虫病病例 3 例及以上;在传播阻断地区或非流行区,发现当地感染的病人、病牛或感染性钉螺。	2005 版国家规范
疟疾	以行政村为单位,1 个月内,发现 5 例(高发地区 10 例)及以上当地感染的病例;或在近 3 年内无当地感染病例报告的乡镇,以行政村为单位,1 个月内发现 5 例及以上当地感染的病例;在恶性疟流行地区,以乡(镇)为单位,1 个月内发现 2 例及以上恶性疟死亡病例;在非恶性疟流行地区,出现输入性恶性疟继发感染病例。	2005 版国家规范

续表

病种	标准	依据
人感染 H7N9 禽流感	1 周内在小范围(如一个家庭、一个社区等)发现 1 例确诊病例,并同时发现 1 例及以上疑似病例。	《国家卫生计生委办公厅关于印发人感染 H7N9 禽流感疫情防控方案(第三版)的通知》(国卫办疾控发〔2014〕9 号)
流感	1 周内,在同一学校、幼儿园或其他集体单位发生 30 例及以上流感样病例,或发生 5 例及以上因流感样症状住院病例(不包括门诊留观病例),或发生 2 例以上流感样病例死亡。	2005 版国家规范
流行性腮腺炎	1 周内,同一学校、幼儿园等集体单位中发生 10 例及以上病例。	2005 版国家规范
风疹	1 周内,同一学校、幼儿园、自然村、社区等集体单位发生 10 例及以上病例。	2005 版国家规范
感染性腹泻(除霍乱、痢疾、伤寒和副伤寒以外)	1 周内,同一学校、幼儿园、自然村、社区、建筑工地等集体单位发生 20 例及以上病例;或死亡 1 例以上。	2005 版国家规范
手足口病	一周内,同一托幼机构或学校等集体单位发生 10 例及以上手足口病病例;或同一个自然村 / 居委会发生 5 例及以上手足口病病例。	《手足口病聚集性和暴发疫情处置工作规范(2012 版)》(卫办疾控发〔2012〕80 号)
水痘	1 周内,同一学校、幼儿园等集体单位中,发生 10 例及以上水痘病例。	2005 版国家规范
寨卡病毒病	以县(市、区)为单位,出现首例病例。	《国家卫生计生委办公厅关于印发寨卡病毒病防控方案(第二版)的通知》(国卫办疾控函〔2016〕311 号)
新发或再发传染病	发现本县(市、区)从未发生过的传染病、输入境外流行传染病且可能造成本地进一步传播的疾病;本县区近 5 年从未报告的传染病;或国家宣布已消灭的传染病。	2005 版国家规范
不明原因肺炎	发现不明原因肺炎病例。	2005 版国家规范
新型冠状病毒肺炎	各县(区)首例新型冠状病毒肺炎确诊病例,以及符合《新型冠状病毒肺炎病例监测方案(第四版)》中聚集性疫情(聚集性疫情是指 14 天内在小范围(如一个家庭、一个工地、一个单位等)发现 2 例及以上的确诊病例或无症状感染者,且存在因密切接触导致的人际传播的可能性,或因共同暴露而感染的可能性)	新型冠状病毒肺炎防控方案(第四版)
食物中毒	(一)一次食物中毒人数 30 人及以上或死亡 1 人及以上。 (二)学校、幼儿园、建筑工地等集体单位发生食物中毒,一次中毒人数 5 人及以上或死亡 1 人及以上。 (三)地区性或全国性重要活动期间发生食物中毒,一次中毒人数 5 人及以上或死亡 1 人及以上。	2005 版国家规范

续表

病种	标准	依据
职业中毒	发生急性职业中毒 10 人及以上或者死亡 1 人及以上的。	2005 版国家规范
其他中毒	出现食物中毒、职业中毒以外的急性中毒病例 3 例及以上的事件。	2005 版国家规范
环境因素事件	发生环境因素改变所致的急性病例 3 例及以上。	2005 版国家规范
意外辐射照射事件	出现意外辐射照射人员 1 例及以上。	2005 版国家规范
传染病菌、毒种丢失	发生鼠疫、炭疽、非典、艾滋病、霍乱、脊灰等菌毒种丢失事件。	2005 版国家规范
预防接种和预防服药群体性不良反应	(一)群体性预防接种反应:一个预防接种单位一次预防接种活动中出现群体性疑似异常反应;或发生死亡。 (二)群体预防性服药反应:一个预防服药点一次预防服药活动中出现不良反应(或心因性反应)10 例及以上;或死亡 1 例及以上。	2005 版国家规范
医源性感染事件	医源性、实验室和医院感染暴发。	2005 版国家规范
群体性不明原因疾病	2 周内,一个医疗机构或同一自然村寨、社区、建筑工地、学校等集体单位发生有相同临床症状的不明原因疾病 3 例及以上。	2005 版国家规范
高温中暑	24 小时内,1 个县域内报告中暑患者 30 人及以上,或者死亡 1 人及以上。	《高温中暑事件卫生应急预案》(卫应急发〔2007〕229 号)
非职业性一氧化碳中毒	24 小时内,1 个县域内出现一氧化碳中毒人数 10 人及以上,或死亡 3 人及以上。	《非职业性一氧化碳中毒事件应急预案》(卫应急发〔2006〕355 号)

(2) 报告分类:事件信息报告主要内容包括事件名称、事件类别、发生时间、地点、涉及的地域范围、人数、主要症状与体征、可能的原因、已经采取的措施、事件的发展趋势、下步工作计划等。事件发生、发展、控制过程信息分为初次报告、进程报告和总结报告等。

(四) 传染病报告卡填报要求

1.《传染病报告卡》(见表 1-6-2)采用统一格式,可使用纸质或电子形式填报,内容要完整、准确、填报人须签名。纸质报告卡要求用 A4 纸印刷,使用钢笔或签字笔填写,字迹清楚。电子交换文档应当使用符合国家统一认证标准的电子签名和时间戳。

2. 艾滋病性病附卡、乙肝附卡的填写参照《全国传染病信息报告管理工作技术指南(2016 版)》的要求规范填写。

(五) 报告程序与方式

1. 传染病信息报告实行网络直报或直接数据交换。

2. 区域卫生信息平台或医疗机构的电子健康档案、电子病历系统应当具备传染病信息报告管理功能,已具备传染病信息报告管理功能的要逐步实现与传染病报告信息管理系统的数据自动交换功能。

3. 现场调查时发现的传染病病例,由属地医疗机构诊断并报告。学校、幼托机构调查发现的,应由该机构门诊部或属地医疗机构进行报告;在社区、场所调查发现的,应由属地社区卫生服务中心或乡镇卫生院进行报告。

4. 具备网络直报条件的报告单位由于停电、网络设备故障、网络线路不通、改造、迁址等或其他原因不能进行网络报告,应及时报告属地县区级疾病预防控制中心进行代报。已实现自动交换的区域平台或医疗机构因交换平台故障等原因不能自动交换的,应按规定时限和程序通过网络直报系统进行报告。

(六)报告时限

责任报告单位和责任疫情报告人发现甲类传染病和乙类传染病中的肺炭疽、传染性非典型肺炎、脊髓灰质炎等要求按照甲类管理的传染病病人或疑似病人时,或发现其他传染病和不明原因疾病暴发时,应于 2h 内完成网络报告或数据交换。对其他乙类和丙类传染病病人,疑似病人和规定报告的传染病病原携带者在诊断后,应于 24h 内完成网络报告或数据交换。

三、报告数据管理

(一)审核

责任报告单位的传染病报告管理人员须对收到的纸质传染病报告卡或电子病历系统、电子健康档案系统中抽取的电子传染病报告卡的信息进行错项、漏项、逻辑错误等检查,对有疑问的及时向填卡人核实,对重复报告的卡片进行标注,不再进行网络报告。

(二)订正

1. 病例发生诊断变更、已报告病例因该病死亡,或填卡错误时,应由报告单位及时进行订正报告,并重新填写传染病报告卡或抽取电子传染病报告卡,卡片类别选择订正项,并注明原报告疾病名称,并按报告时限要求在网络直报系统中完成订正。

2. 对报告的疑似病例应及时进行排除或确诊。

(三)查重

责任报告单位每日对报告信息进行查重,对重复报告信息及时删除。

四、传染病疫情分析与利用

传染病疫情分析是对所收集的传染病病例个案数据进行整理汇总后,使用适当的流行病学和统计学分析方法,描述传染病在人群中的分布特点、发展情况及其影响因素,评估疾病防控措施效果的过程。疫情分析要及时发送、反馈给相关的机构和人员,用于传染病预防控制策略和措施的制定、调整和评价。

五、资料保存

1. 各级各类医疗卫生机构的纸质《传染病报告卡》及传染病报告相关记录保存 3 年。

2. 各级各类医疗机构已实现传染病报告卡电子化的,符合《中华人民共和国电子签名法》,具备电子签名和时间戳视为与纸质文本具有同等法律效力,须做好备份工作,备份保存时间至少与纸质传染病报告卡保持一致。暂不符合条件的须打印成标准纸质卡片由首诊医生签名后保存备案。

3. 实现直接数据交换的医疗机构,电子交换文档(转换的 XML 文件)应当做好备份,保存时间至少与纸质传染病报告卡保持一致。

六、信息系统安全管理

1. 各级各类医疗卫生机构(包括疾控机构、医疗机构)必须使用专网或与互联网安全隔离的虚拟专网进行网络报告。

2. 信息系统使用人员不得转让或泄露信息系统操作账号和密码,坚决杜绝网络直报系统用户和密码共享,避免多人使用一个账号。发现账号、密码已泄露或被盗用时,应立即采取措施,更改密码,同时向上级疾病预防控制机构报告。

3. 除国家和省级卫生行政部门可以依法发布传染病监测信息外,责任报告单位和责任报告人以及传染病防治相关人员无权向社会和无关人员透露。

4. 传染病信息报告、管理、使用部门和个人不得利用传染病数据从事危害国家安全、社会公共利益和他人合法权益的活动,不得对外泄露传染病病人的个人隐私信息资料。

七、考核与评估

各级各类医疗机构应将传染病信息报告管理工作纳入工作考核范围,定期进行自查与通报(表 1-6-2)。

表 1-6-2　中华人民共和国传染病报告卡

卡片编号:＿＿＿＿＿＿＿＿＿　　　　　　报卡类别:1. 初次报告　2. 订正报告

姓名*:＿＿＿＿＿ (患儿家长姓名:＿＿＿＿＿)

有效证件号*:□□□□□□□□□□□□□□□□□□　性别*:□男　□女

出生日期*:＿＿＿年＿＿月＿＿日(如出生日期不详,实足年龄:＿＿＿年龄单位:□岁□月□天)

工作单位(学校):＿＿＿＿＿＿＿＿　联系电话:＿＿＿＿＿＿＿＿＿＿

病人属于*:□本县区　□本市其他县区　□本省其他地市　□外省　□港澳台　□外籍

现住址(详填)*:＿＿＿省＿＿＿市＿＿＿县(区)＿＿＿乡(镇、街道)＿＿＿村＿＿＿(门牌号)

人群分类*:

□幼托儿童、□散居儿童、□学生(大中小学)、□教师、□保育员及保姆、□餐饮食品业、□商业服务、□医务人员、□工人、□民工、□农民、□牧民、□渔(船)民、□干部职员、□离退人员、□家务及待业、□其他(　　)、□不详

病例分类*:(1)□疑似病例、□临床诊断病例、□确诊病例、□病原携带者

　　　　　(2)□急性、□慢性(乙型肝炎*、血吸虫病*、丙肝)

发病日期*:＿＿＿＿年＿＿月＿＿日

诊断日期*:＿＿＿＿年＿＿月＿＿日＿＿时

死亡日期:＿＿＿＿年＿＿月＿＿日

甲类传染病*:

□鼠疫、□霍乱

乙类传染病*:

□传染性非典型肺炎、□艾滋病(□艾滋病病人□ HIV)、病毒性肝炎(□甲型□乙型□丙型□丁肝□戊型□未分型)、□脊髓灰质炎、□人感染高致病性禽流感、□麻疹、□流行性出血热、□狂犬病、□流行性乙型脑炎、□登革热、炭疽(□肺炭疽□皮肤炭疽□未分型)、痢疾(□细菌性□阿米巴性)、肺结核(□涂阳□仅培阳□菌阴□未痰检)、伤寒(□伤寒□副伤寒)、□流行性脑脊髓膜炎、□百日咳、□白喉、□新生儿破伤风、□猩红热、□布鲁氏菌病、□淋病、梅毒(□Ⅰ期□Ⅱ期□Ⅲ期□胎传□隐性)、□钩端螺旋体病、□血吸虫病、疟疾(□间日疟□恶性疟□未分型)□人感染 H7N9 禽流感□新型冠状病毒肺炎

续表

丙类传染病 *： □流行性感冒、□流行性腮腺炎、□风疹、□急性出血性结膜炎、□麻风病、□流行性和地方性斑疹伤寒、 □黑热病、□包虫病、□丝虫病、□除霍乱、细菌性和阿米巴性痢疾、伤寒和副伤寒以外的感染性腹泻病、 □手足口病
其他法定管理以及重点监测传染病：
订正病名：＿＿＿＿＿＿＿＿＿＿＿＿　　　退卡原因：＿＿＿＿＿＿＿＿＿＿＿＿ 报告单位：＿＿＿＿＿＿＿＿＿＿＿＿　　　联系电话：＿＿＿＿＿＿＿＿＿＿＿＿ 填卡医生*：＿＿＿＿＿＿＿＿＿＿＿＿　　　填卡日期*：＿＿＿＿年＿＿月＿＿日
备注：

《中华人民共和国传染病报告卡》填卡说明

卡片编码：由报告单位自行编制填写。

姓　　名：填写患者或献血员的名字，姓名应该和身份证上的姓名一致。

家长姓名：14 岁以下的患儿要求填写患者家长姓名。

有效证件号：必须填写有效证件号，包括居民身份证号、护照、军官证、居民健康卡、社会保障卡、新农合医疗卡。尚未获得身份识别号码的人员用特定编码标识。

性　　别：在相应的性别前打√。

出生日期：出生日期与年龄栏只要选择一栏填写即可，不必同时填报出生日期和年龄。

实足年龄：对出生日期不详的用户填写年龄。

年龄单位：对于新生儿和只有月龄的儿童，注意选择年龄单位为天或月。

工作单位(学校)：填写患者的工作单位。学生、幼托儿童须详细填写所在学校及班级名称。

联系电话：填写患者的联系方式。

病例属于：在相应的类别前打√。用于标识病人现住地址与就诊医院所在地区的关系。

现住地址：至少须详细填写到乡镇(街道)。现住址的填写，原则是指病人发病时的居住地，不是户籍所在地址。如病人不能提供本人现住地址，则填写报告单位地址。

职　　业：在相应的职业名前打√。

病例分类：在相应的类别前打√。

发病日期：本次发病日期；病原携带者填初检日期或就诊时间；采供血机构报告填写献血员献血日期。

诊断日期：本次诊断日期，需填至小时；采供血机构填写确认实验日期。

死亡日期：病例的死亡时间。

疾病名称：在作出诊断的病名前打√。

其他法定管理以及重点监测传染病：填写纳入报告管理的其它传染病病种名称。

订正病名：订正报告填写订正前的病名。

退卡原因：填写卡片填报不合格的原因。

报告单位：填写报告传染病的单位。

填卡医生：填写传染病报告卡的医生姓名。

　　填卡日期:填写本卡日期。

　　备　　注:用户可填写文字信息,如最终确诊非法定报告的传染病的病名等。诊断为耐多药肺结核或订正诊断为耐多药肺结核的患者在此栏补充填写"MDRTB"。

　　注:报告卡带"*"部分为必填项目。

传染病报卡信息来源

传染病信息报告管理规范(2015 版)

国家卫生健康委办公厅关于调整肺结核传染病报告分类的通知

中华人民共和国国家卫生健康委员会公告(2020 年第 1 号)

　　　　　　　　　　　　　　　　　　　　　　　　　　　　　　　（刘社兰　欧阳乐）

第二章
感染性疾病临床表现诊治思路

第一节　发热诊治思路

一、定义

各种致热原或其他各种原因作用于下丘脑体温调节中枢,导致体温调节中枢功能紊乱,出现人体产热多于散热,使体温升高超出正常范围称为发热(fever)。临床一般根据成人腋下温度,按照体温高低将发热分为低热(37.3 ~ 38℃)、中热(38.1 ~ 39℃)、高热(39.1 ~ 41℃)及超高热(41℃以上)。

发热待查是临床习惯用语,通常指接诊后尚未进行仔细的检查或检查结果尚未出来,患者发热原因不明,均可称之为发热待查。大多数发热原因在很短时间内就可以查明,若患者长期发热,并经过病史询问、体格检查及实验室检查却仍然病因不明,则称之为疑难发热。在疑难发热中,如果发热超过 3 周,最高体温在 38.3℃以上,且住院 1 周以上仍未明确诊断者称之为不明原因发热(fever of unknown origin,FUO)。

FUO 的病因可大致概括为两大类,即感染性发热和非感染性发热。感染性发热系各种病原体,如病毒、细菌、真菌及寄生虫等感染引起的发热。非感染性发热病因主要包括变态反应性及结缔组织病、血液系统疾病、肿瘤等疾病。

二、诊断步骤

对于疑难发热,往往在短时间内难以明确病因,加之患者在疾病的演变过程中往往有新的症状或者体征出现,因此除了初次就诊时获取详细完整的病史、全面细致的体格检查外,还需要在诊治过程中多次询问和查体,以发现新的线索明确诊断。

(一)重视流行病学资料

在病史询问中,应注意询问患者的工作环境、外出旅行史、冶游史、是否去过疫区,有无传染病接触史、有无蚊虫叮咬史,特别是应该注意发病的季节及地区这些流行病学信息,可能有助于传染病和地方病的诊断。

(二)病史询问要点

全面了解病史对于疑难发热最后的确诊有很重要的价值,比如发热症状的仔细询问,包括发热起始时间、热程、热型,发热的伴随症状也非常重要,应详细询问及观察,比如患者是否具有畏寒寒战、皮疹,关节疼痛等症状,以及各器官系统症状如咳嗽咳痰、腹痛腹泻、尿频尿急尿痛等都应该仔细询问和了解。

(三) 体格检查要点

认真、仔细、全面彻底的体格检查,发现重要的体征都可能为疑难发热的病因诊断提供线索。在体格检查中,首先注意患者是否消瘦,全身有无皮疹,有无瘀点、瘀斑、紫癜等出血。特别注意全身浅表淋巴结有无肿大。若局部淋巴结肿大、质软、有压痛,要注意相应引流区有无炎症。在各系统器官查体中,注意有无阳性体征,如脑膜刺激征,肺部啰音,腹部压痛反跳痛,肝脾肿大等,对于明确感染的部位有很大的帮助。

(四) 实验室检查

实验室检查是诊断 FUO 最重要的手段之一。除常规检查以外,当没有线索可循时,必要时进行全面检查。当然临床上最好根据一定的线索,有针对性地安排检查,另外疾病在不同发展阶段有不同的临床表现,即便某些检查在发病初期没有发现异常或结果仅轻微异常,必要时仍然需要安排重复多次检查,而且为排除某些疾病,也需要同一个项目多次检查。因此,有针对性地应用检测手段及同一项检查需要反复进行是为明确疑难发热病因非常重要的两个原则。

血常规、C 反应蛋白、降钙素原(PCT)等是判断发热病因是否为感染的重要依据之一。病原学检查如临床标本涂片染色镜检(如革兰氏染色、抗酸染色、墨汁染色)也有助于病原体的快速检测,确诊仍然依赖于病原微生物的培养以及组织病理检查。免疫学方法常用于检测病原微生物特异性抗原、抗体。

近年来随着分子生物学和医学的进步,一些新的检查方法开始应用于临床,如辅助结核诊断的结核感染 T 细胞斑点试验(T-SPOT.TB)检查,降钙素原(PCT)检查,以及真菌(1,3)-β-D-葡聚糖(G 实验)和曲霉半乳甘露聚糖抗原检测(GM 实验)等检查在临床已经得到广泛应用,然而这些检查对于疑难发热诊断的指导意义还需要在临床工作中深入探讨和研究,切忌在临床中根据某一项检查异常就武断的诊断为某一种疾病。特别是通过二代测序检测病原体核酸,将有可能为疑难发热提供更多的线索,明确感染病原体,但是其结果一定要结合临床综合分析判断。

安排影像学检查时,一定要根据病变部位选择相应的影像学检查,如 B 超、CT、MRI 等,病理组织的检查如淋巴结活检、骨髓活检及病变部位穿刺活检对于确诊疾病尤其是肿瘤性疾病是不可或缺的手段。肿瘤标志物的检查对该类疾病的诊断也有一定的提示意义。

对临床高度怀疑为变态反应性结缔组织病,自身抗体检查如抗核抗体(ANA)、抗中性粒细胞胞质抗体(ENCA)等有助于诊断。

三、诊断思路

由于感染是发热最常见的病因,因此在诊断思路上一般把各种病原微生物感染作为发热患者首先考虑的病因。

(一) 判断有无发热

通过详细的病史询问、体温的测定初步判断是否为发热及热型。

(二) 鉴别器质性发热与功能性发热

前者除发热外常伴有相应的组织器官病变或损伤的临床表现及实验室检查的异常;而后者多

为自主神经功能紊乱,常为低热,并伴有自主神经功能紊乱的其他表现。

(三) 区分感染性发热还是非感染性发热

在疑难发热的病因中,感染性发热是最重要的病因。因此,明确感染的病原微生物是诊断感染性发热的关键,在考虑为感染性疾病并积极寻找感染病原体时,应该遵循"定位"和"定性"的原则。"定位"是指需要明确感染的部位,通常在临床工作中,一般是先发现感染的部位,再积极寻找病原体。"定性"是指需要明确导致感染的病原微生物,有针对性地安排检查以发现致病病原微生物。

对于非感染性疾病,如自身免疫性疾病和肿瘤性疾病,这两类疾病的诊断原则有所不同。自身免疫性疾病虽然有相应的免疫学指标的检查,但是这些指标往往特异性和敏感性不高,加之自身免疫性疾病通常定义为一组病因和发病机制不明的临床综合征,缺乏有价值的特异的临床指标,因此很多时候自身免疫性疾病的诊断是排除性诊断的过程。在这种情况下,需要在治疗和随访过程中密切监测,根据患者病情修正诊断。与自身免疫性疾病相比,肿瘤性疾病一定是有病理的"金标准"的证据或其他明确证据支持,才能做出诊断并给与相应治疗。近年来,随着 CT、MRI 以及 PET-CT 等影像学技术的发展,特别是流式细胞仪以及荧光定量 PCR 等技术在临床检测中的应用和推广,肿瘤性疾病的诊断成功率大大提高。

四、病因诊断分析

发热,尤其是 FUO 的病因诊断对于临床非常重要,也是诊断的根本。一般根据详细病史询问,仔细的体格检查,结合相应的实验室检查、影像学检查、病理学检查等结果综合分析,多数可以明确诊断,必要时可以利用微创深部组织活检或诊断性治疗帮助诊断。

五、处理原则

对于发热患者,临床上应该根据患者的病情给予相应的治疗。考虑感染性发热而致病病原微生物尚不明确的,可以先做经验性治疗,给予相应的抗病原微生物药物,待致病病原微生物明确以后再给予针对性治疗;考虑为非感染性发热而病因尚不明确者,若临床病情稳定,可以暂不使用抗菌药物,观察体温和病情变化,仅给予对症处理。观察期间,需要反复评估患者的病史和体格检查,考虑安排必要的重复检查。

在诊断还不明确的时候,应遵循以下原则:

(一) 重视病原学检查

若高度怀疑是感染性发热的患者应该根据患者的病情,以及问诊查体所得到的信息分析可能感染的部位,在经验性使用抗菌药物前一定要先采集各种标本进行细菌或者真菌培养,然后再经验性地给予相应的抗菌药物治疗。采集标本时一定要做到规范化,以提高培养的阳性率。当临床高度怀疑是结核又不能确诊时,可以给予诊断性抗结核治疗,治疗反应有助于临床判断是否为结核病因。

(二) 慎用糖皮质激素

由于糖皮质激素具有良好的退热作用,所以经常在临床上被用作退热。由于激素具有免疫抑制作用,因此往往可能掩盖病情或者导致原有的感染性疾病加重,如未应用抗结核药物之前使用糖皮质激素可能导致结核扩散,甚至可以在原有的细菌感染基础上诱发二重真菌感染。因此对于发热患者,尤其是 FUO,应慎用糖皮质激素。

(三) 对症处理

对于经过详细病史询问、体格检查及实验室检查,而病因仍然不明的患者,发热时可以先使用物理降温,如酒精或温水擦浴;物理降温不明显者,可以给予非甾体消炎药退热,长期使用非甾体消炎药时注意对骨髓的抑制作用,高热惊厥可给予人工冬眠治疗。在应用退热药物的时候,尤其是老年人,要注意大量出汗以后导致的脱水甚至循环衰竭。

(唐 红 白 浪)

第二节　皮疹诊治思路

一、概述

皮疹(rash)是一种皮肤病变,是由病原体或其毒素和其他因素直接或间接造成皮肤、黏膜的损害,使毛细血管扩张,通透性增加,导致渗出,甚至出血。可见于各种疾病,也可以在某种疾病的不同阶段出现。皮疹种类与发病原因较多,从单纯的皮肤颜色改变到皮肤表面隆起或发生水疱、出血等多种表现形式,其本身特异性并不强,需根据病史、伴随症状等不同情况进行诊断。

二、皮疹的分类

根据皮疹的形态可分成四大类,包括斑丘疹、出血疹、疱疹和荨麻疹。对皮疹的大小、形态、数目、分布,以及出疹顺序、持续时间、演变和退疹情况、是否脱皮等有了全面的认识和了解,同时注意伴随症状才能做出正确的诊断。具体表现如下:

(一) 斑疹(macula)

既不高起皮面也无凹陷的皮肤损害,多只有局部皮肤颜色发红,压之褪色,可视而不可触之,直径多在 1cm 以内。常可演变成丘疹。多见于斑疹伤寒、丹毒、风湿性多形性红斑等(见图 2-2-1/文末彩图 2-2-1)。

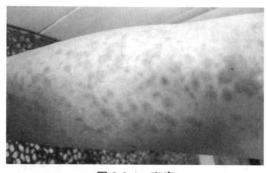

图 2-2-1　斑疹

(二) 丘疹(papula)

是一种较小的实质性皮肤隆起伴有颜色改变的皮肤损害,多为局限性高出皮面的坚实隆起,大多由皮肤炎症引起,也可见于代谢异常或皮肤变性所致疾病。顶端有小脓疱者称脓丘疹,顶端有小水疱者称疱丘疹。多见于麻疹、恙虫病、传染性单核细胞增多症、猩红热等,也可见于水痘和天花早期(见图 2-2-2/ 文末彩图 2-2-2)。

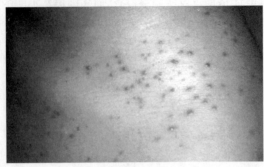

图 2-2-2   丘疹

(三) 斑丘疹(maculopapule)

指斑疹与丘疹同时存在,为小片状红色充血疹,常相互融合,中间稍隆起,压之可褪色,为斑疹向丘疹发展的移行状态,可见于麻疹、登革热、猩红热、风疹和柯萨奇病毒感染等(见图 2-2-3/ 文末彩图 2-2-3)。

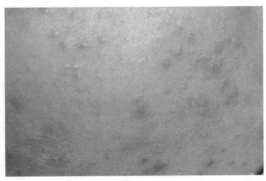

图 2-2-3   斑丘疹

(四) 疱疹(herpes)

隆起于皮面,含有清澈液体的小水疱,可呈簇状群集分布,或不规则地散布在皮肤上,大于豌豆大小者称大疱或大疱疹,如果疱疹液呈脓性则称为脓疱疹。疱疹多见于水痘、带状疱疹、单纯疱疹、立克次体病、手足口病、金黄色葡萄球菌败血症等(见图 2-2-4/ 文末彩图 2-2-4)。

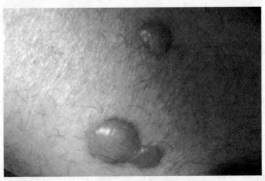

图 2-2-4   疱疹

(五) 红斑疹 (erythematous eruption)

为皮肤局限性或者弥漫性潮红,压之褪色,多见于猩红热等。红斑的特点可根据病因不同而异,表现为环状红斑、点滴状红斑、蝶形红斑等(见图 2-2-5/ 文末彩图 2-2-5)。

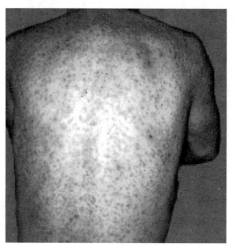

图 2-2-5　红斑疹

(六) 玫瑰疹 (rose spot)

是一种鲜红色的圆形斑疹,多于胸、腹部出现,直径多为 2 ~ 3mm,压之褪色,由病灶周围的血管扩张形成。玫瑰疹是对伤寒和副伤寒具有重要诊断价值的特征性皮疹,一般出现在病程的7 ~ 13 天(见图 2-2-6/ 文末彩图 2-2-6)。

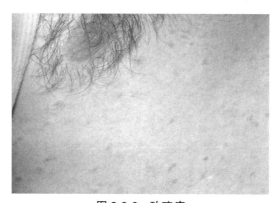

图 2-2-6　玫瑰疹

(七) 瘀点、瘀斑

均为皮肤黏膜下出血引起的出血性皮疹,直径小于 5mm 者称为瘀点(petechia),大于 5mm 者称为瘀斑(ecchymosis),初呈鲜红色,后呈暗紫色(见图 2-2-7/ 文末彩图 2-2-7)。多见于肾综合征出血热、流行性脑脊髓膜炎、登革热、斑疹伤寒、恙虫病、败血症等。

(八) 荨麻疹 (urticaria)

又称风团,是局部皮肤暂时性的水肿性隆起或皮内局限性液体渗出所形成的皮肤隆起,大小不等,形态不一,不破裂,伴有瘙痒,多呈斑状或片状,颜色白色、粉红色或淡红色,消退后不留痕迹,是皮肤速发型变态反应所致,为过敏性皮疹的特征性表现(见图 2-2-8/ 文末彩图 2-2-8)。多见于蠕虫蚴移行症、丝虫病、虫咬伤、病毒性肝炎、异性蛋白食物、血清病、过敏等。

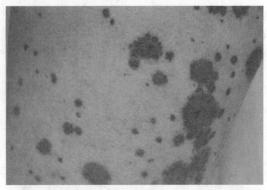

图 2-2-7　瘀点、瘀斑

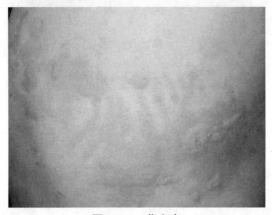

图 2-2-8　荨麻疹

三、发疹性传染病引起的皮疹的发展、演变规律

(一) 皮疹出现的时间

许多传染病在发热同时伴有皮疹,称为发疹性传染病(eruptive communicable disease)。某些发疹性传染病具有特有的出疹规律,尤其是在不同病程期间出现皮疹。例如风疹往往在发病时即有皮疹,水痘常于病程初期(第 1 天)就出现皮疹,猩红热多在病程第 2 天出现皮疹,天花患者往往在病程第 3 天出现皮疹,麻疹一般在病程第 4 天出疹,斑疹伤寒常于病程第 5 天出疹,而伤寒一般要到病程第 6 天才出现玫瑰疹。可按以下口诀进行记忆:"风(风疹)、水(水痘)、红(猩红热)、花(天花)、麻(麻疹)、斑(斑疹伤寒)、伤(伤寒)",有助于进行鉴别。

(二) 皮疹的形态

发疹性传染病的皮疹常表现为斑疹、丘疹、疱疹、斑丘疹、瘀斑、瘀点、荨麻疹等,形态各异,对疾病的鉴别比较重要,有些皮疹特异性比较强,利于临床提示诊断。

(三) 皮疹的演变规律

不同疾病引起的皮疹出疹顺序和分布情况往往有差异,风疹多在病程第 1 天出疹,首先出现于面颈部,次日蔓延至四肢及躯干,一般手掌、足底都无皮疹;初期皮疹为较稀疏的斑疹,压之褪色,类似于麻疹,第 2 天转为弥漫性的红斑,犹如猩红热,第 3 天皮疹可完全消退。水痘的皮疹一般呈斑疹、丘疹、水疱、结痂的顺序演变,因不同部位的皮肤其皮疹发生速度不一致,所以皮肤上可同时存在多种形态的皮疹,俗称为"四世同堂"现象。麻疹多在病程第 4 天出疹,其出疹顺序为:耳后和发际皮肤面、颈部皮肤、胸部皮肤、腹部皮肤、四肢皮肤，一般要 3 天才能出齐。

(四) 出疹后的皮肤临床表现及退疹情况

麻疹的皮疹间皮肤正常，皮疹持续时间 5 ~ 7 天，皮疹逐渐消退并有碎屑样的"糠麸样脱屑"；而猩红热的皮疹是在皮肤弥漫性充血的基础上密布大量细小的充血性斑丘疹，皮疹间几乎不可见正常皮肤，皮疹持续时间 2 ~ 4 天，皮疹逐渐消退且伴有膜状脱皮。幼儿急疹和麻疹均在病程第 4 天出疹，前者在出疹后体温逐渐下降至正常、症状消失，后者在出疹后体温反而更高、症状加重，这些表现都利于临床做出鉴别。

四、常见的发疹性传染病皮疹的鉴别要点及诊治思路

在临床实际工作中，患者皮疹一般不会单独出现，往往有其他伴随症状和体征。皮疹无论多么典型，不能根据皮疹的大小、形态及演变规律等确诊某种疾病，皮疹往往是诊断某种疾病的线索与提示，确诊有赖于对病史的详细询问，仔细查体及辅助检查包括免疫学、病原学及影像学等检查。

根据皮疹的形态和分布特点，常见发疹性传染病的皮疹可分为离心性分布的皮疹、向心性分布的皮疹、水疱大疱性皮疹、紫癜性皮疹、连续脱屑红斑及伴有溃疡或焦痂样皮疹等。除上述疾病引起皮疹外，还有许多其他的疾病可引起不同程度的皮疹，如鼠咬热可引起红斑样皮疹、地方性斑状伤寒、流行性斑状伤寒等，钩端螺旋体可引起斑疹、丘疹或麻疹样皮疹。此外，发疹性传染病引起的皮疹还需与药疹等其他非传染性疾病引起的皮疹相鉴别。药疹常常急性起病，有明确的用药史，轻症药疹者多无全身症状，重症患者在起病前后可出现不同程度的全身症状。药疹患者常伴有明显的瘙痒症状。药疹的皮损表现具有多样性，按照皮损形态可分为猩红热或麻疹样药疹、固定性药疹、荨麻疹性药疹、多形性斑形药疹、中毒性表皮坏死松解型药疹、剥脱性皮炎、湿疹型药疹、痤疮样型药疹、紫癜型药疹等。需根据患者的用药史和皮疹发生、发展规律及皮疹的形态特征进行仔细鉴别。

对于感染性疾病引起的皮疹，临床上最常见的伴发症状是发热，主要由病毒或细菌感染所致，常见以下几种疾病。

(一) 水痘

多发生于儿童，起病急，发热 24h 内出现皮疹。皮疹首先见于头部及躯干，逐渐出现在眼及面部，最后达四肢。皮疹初为红色斑疹，数小时后变为红色丘疹，再经数小时发展为疱疹。位置表浅，形似露珠水滴，椭圆形，3 ~ 5mm 大小，壁薄易破，周围有红晕。疱液起初透明，数小时后变混浊，若继发化脓性感染则成脓疱，常因瘙痒使患者烦躁不安。1 ~ 2 天后疱疹从中心开始干枯结痂，周围皮肤红晕消失，再经数天痂皮脱落，一般不留瘢痕。水痘皮疹是分批出现，故病程中同一部位常可见斑、丘、疱疹和结痂同时存在。由水痘 - 带状疱疹病毒初次感染所致。

(二) 风疹

皮疹呈充血性斑丘疹，多见于面部及躯干，于发热后很快出现，约 2 ~ 3 天消退，一般不遗留色素沉着。由风疹病毒感染引起。常以低热、全身不适及皮疹起病，可伴有咽痛、轻咳和流涕。少数病例全身淋巴结肿大和脾大，浅表肿大的淋巴结多有轻度触痛。白细胞总数偏低，淋巴细胞先降低，继而增高。

(三) 麻疹

初期高热、流泪、流涕、咳嗽，2 ~ 3 天后口腔颊黏膜出现科氏斑，第 4 天开始出现皮疹，先见于耳后、发际、颜面，迅速蔓延到颈部、上肢、躯干、下肢，为一种玫瑰红色斑丘疹，压之褪色，分布较密，可相互融合，但疹间皮肤颜色正常。出疹时体温可达 41℃，颈部淋巴结肿大，肝、脾肿大，并可伴发支气管肺炎、中耳炎、脑炎等。

(四) 传染性单核细胞增多症

约三分之一患者在发病后 4 ~ 6 天出现皮疹,为躯干、上肢鲜红色麻疹样皮疹,少见猩红热样、疱疹样、多形红斑样皮疹。淋巴细胞增多、形态异常的淋巴细胞常超过 10%,80% 以上患者伴肝功能明显异常。由 EB 病毒感染所致。多以发热起病,有弥漫性假膜性扁桃体炎、腭部有淤点、全身淋巴结肿大,关节肿胀、肝脾肿大。

(五) 病毒性出血热

是一组由虫媒病毒引起的急性传染病,包括流行性出血热、登革出血热等,以发热、出血及肾功能不同程度受损为主要临床特征。流行性出血热患者面、颈、上胸部皮肤充血潮红,即"三红",眼结膜充血,呈醉酒貌,皮肤黏膜可见出血点、瘀斑。登革出血热患者四肢、面部、腋下、软腭散在瘀点、瘀斑,并可出现红斑、斑丘疹、风团样皮疹。

(六) 猩红热

主要发生于儿童,突然高热、咽痛、扁桃体红肿,1 天后颈部、躯干、四肢依次起疹,均为弥漫性细小密集的红色斑疹,可见帕氏线、口周苍白圈、杨梅舌,皮疹 48h 达到高峰,呈弥漫性的猩红色。病程为 7 ~ 8 天,皮疹依出疹先后顺序开始消退,伴糠皮样脱屑,由乙型溶血性链球菌所致的急性传染病。

(七) 伤寒、副伤寒

典型玫瑰疹少见,一般出现在病程的 7 ~ 13 天,持续 2 ~ 4 天后变淡、消失,主要分布胸、腹部及肩背部,多在 10 个以下。

(八) 恙虫病

由恙虫病东方体引起的急性传染病,是自然疫源性疾病,散发病例易误诊。皮疹多于病程 4 ~ 6 天出现,为暗红色斑丘疹,大小不一,多散在分布于躯干及四肢。临床特点是起病急,有特异性焦痂或溃疡、高热、毒血症、淋巴结、肝脾肿大等。可以从患者血液、淋巴结、骨髓、焦痂中分离到病原体;外斐反应(抗 Oxk)阳性,滴度 > 1∶160 有诊断意义;可进行恙虫病立克次体核酸(PCR 法)、抗恙虫病东方体抗体 IgG 和 IgM 检测,可明确诊断。

(九) 败血症

败血症一般热程短、毒血症症状明显,部分患者伴有皮疹。以瘀点最常见,数量多少不等。多分布于躯干、四肢、口腔黏膜及眼结膜等处。也可以为荨麻疹、猩红热样皮疹、瘀斑等。以球菌感染多见,坏死性皮疹可见于铜绿假单胞菌败血症。

(十) 丹毒

发病急剧,先有畏寒、发热、头痛等全身症状;继而患处出现水肿性红斑,境界清楚,迅速扩大,红斑上可出现水疱、血疱;自觉疼痛、肿胀、灼热,有明显的触痛和压痛,局部淋巴结肿大。好发小腿、颜面,多单侧发病,足癣、鼻黏膜破损处细菌入侵分别是引起小腿及颜面丹毒的原因。临床特点是发热、单侧小腿或面部皮肤红肿热痛,病原菌为 A 族乙型溶血性链球菌。

(周 智)

第三节 头痛诊治思路

头痛是临床最常见的症状之一,一般泛指头部上半部至枕下部(发际以上)范围内的疼痛,可见于多种疾病,大多无特异性。全身感染发热性疾病往往伴有头痛,精神紧张、过度疲劳也可有头痛。但反复发生或持续发生的头痛,可能是某些疾病的信号,应认真检查,明确诊断,及时治疗。

头痛的分类及病因十分复杂,各国和不同学者分类各异。最新分类标准共分 3 部分 14 类,病种达 250 多种,概述如下:①原发性头痛:偏头痛、紧张性头痛、丛集性头痛、其他原发性头痛;②继发性头痛:头和颈部外伤所致的头痛、头和颈部血管疾病所致的头痛、非血管性颅内疾病所致的头痛、某些物质或其戒断所致的头痛、感染所致的头痛、内环境稳态失衡所致的头痛、头颅或眼耳鼻等头面部结构疾病所致的头痛、精神疾病所致的头痛;③脑神经痛、中枢性和原发性面痛。

感染性疾病是引起头痛的常见原因之一,包括全身感染性疾病和中枢神经系统感染。前者如斑疹伤寒、出血热等中毒症状明显的疾病大多伴有头痛。后者包括病毒性脑膜炎和脑炎、化脓性脑膜炎、结核性脑膜炎、隐球菌脑膜炎及脑囊虫病等。中枢神经系统感染通常为急性或亚急性起病,伴全身感染症状(发热、畏寒、全身不适等),颅内压增高表现(头痛、呕吐、惊厥,婴儿前囟隆起),颈项强直等脑膜刺激征,并可出现抽搐及意识障碍(烦躁、嗜睡、昏迷等)等。

一、诊断步骤

(一) 流行病学资料

流行病学资料对于明确诊断有重要意义,尤其是感染性疾病导致的头痛,包括地区分布、人群及发病时间(季节)。如流行性脑脊髓膜炎儿童发病率高,冬春季多见;流行性乙型脑炎好发于夏秋季;结核性脑膜炎患者多有结核病患者接触史;人猪链球菌性脑膜炎,病前多有接触或进食死猪肉的病史等。

(二) 病史询问要点

详细的病史对头痛的诊断及鉴别诊断至关重要。

1. 头痛的部位、性质及程度　中枢神经系统感染所致的头痛以枕部或全头部疼痛为主,颅内病变的头痛常为深在性且较为弥散,偏头痛多以半侧头痛为主,紧张性头痛多为双侧性。

2. 伴随症状　急性起病并伴有发热者常为感染性疾病所致,如脑膜炎、脑炎、脑脓肿等颅内局部感染或全身感染;头痛伴恶心、呕吐常是颅内压增高的表现,见于脑水肿、脑出血、脑肿瘤及颅内感染等。

3. 加重或缓解因素　咳嗽、喷嚏、俯身可使血管性头痛、颅内感染性头痛、后颅窝占位性头痛加剧;低颅压头痛站立时加重,平卧减轻;焦虑、情绪紧张可诱发紧张性头痛。

4. 非初次发病者,还应询问既往的诊断、治疗和效果。

(三) 体格检查要点

1. 生命体征　头痛伴有体温升高时,应考虑脑膜炎、脑炎或脑脓肿等局部或全身感染性疾病,血压突然升高或明显升高也可引起头痛。

2. 皮肤　头痛伴发皮疹时多见于全身系统感染或并发脑炎时。

3. 颈部　青年人新发头痛,伴有咽红、颈部淋巴结肿大时,需考虑传染性单核细胞增多症。

4. 神经系统检查　脑膜刺激征阳性常见于脑膜炎、蛛网膜下隙出血等引起颅内压增高的疾病。发现神经系统定位体征后,应进一步进行详细的辅助检查。

(四) 实验室及辅助检查要点

1. 血、尿常规　白细胞计数与分类可初步鉴别白细胞减少性感染性疾病,如单纯疱疹、麻疹等病毒感染;引起白细胞总数增多的化脓性脑膜炎、脑脓肿、败血症等;异型淋巴细胞增多常见于传染性单核细胞增多症、淋巴细胞脉络丛脑膜炎等病毒性感染。肾综合征出血热常伴有头痛,常见白细胞计数升高,血小板减少,尿常规检查可见尿蛋白、管型和红细胞。

2. 生化检查　头痛伴转氨酶升高者,可见于传染性单核细胞增多所致头痛;肾综合征出血热伴有头痛时,可伴有血尿素氮和肌酐升高。

3. 脑脊液检查　脑脊液常规检查包括压力、性状、白细胞、蛋白、糖和氯化物等,对中枢神经系统感染、蛛网膜下隙出血、颅内占位病变等疾病的诊断、鉴别诊断和治疗都有重要价值。疑有中枢神经系统感染或必要时,应行脑脊液病原学检测。

4. 病原学检查　血液、尿液、骨髓、脑脊液等进行病原体分离培养,是确诊感染性疾病病原体的最重要的方法。血清学抗原抗体检测,有助于感染性疾病的早期快速诊断。也可以采用分子生物学方法检查,如 PCR 方法检测脑脊液结核杆菌 DNA 可以早期、快速诊断结核性脑膜炎。

(五) 影像学检查

头颅 CT/MR 有助于诊断器质性病变引起的头痛如外伤、脑脓肿、硬膜下血肿、脑肿瘤等。

二、诊断思路

1. 全面分析头痛的病因和分类,按照头痛的特点、部位、发作时间、伴随症状、加重或缓解因素等方面进行分析,常可快速做出初步诊断。

(1) 急性头痛:伴发热者,需考虑颅内和 / 或全身感染性疾病所致的头痛;不伴发热者,需考虑脑寄生虫、高颅压和低颅压等所致的头痛。

(2) 慢性头痛:需考虑与脑肿瘤、紧张性头痛、更年期和神经症等有关。

(3) 发作性或周期性头痛:由偏头痛、神经痛、嗜铬细胞瘤、经前紧张症等所致。

(4) 体位性头痛:由低颅压、低血压、心功能不全等所致。

2. 对患者进行较为全面的体格检查,根据问诊情况着重检查患者的局部体征(如脑膜刺激征、眼底检查、鼻窦区压痛等)。如发现神经系统阳性体征、视神经盘水肿、脑膜刺激征阳性等,应考虑神经系统器质性病变引起的头痛;如为阴性,再根据其头痛特点,考虑为原发性头痛,如偏头痛、紧张性头痛、丛集性头痛等。

3. 根据病史采集、体征及相关的辅助检查,综合分析,得出最可能的病因诊断。

三、处理原则

(一) 病因治疗

明确病因者应针对病因治疗,若疑为或明确是感染所致,应给予相应抗感染治疗,如应用抗菌药物、抗病毒药物、抗真菌药物、抗结核药物治疗等。中枢神经系统感染时应注意选择可通过血脑屏障的药物。

(二) 对症处理

伴随发热的感染性疾病,可给予非甾体消炎药,这类药物具有解热、镇痛、消炎的作用;颅内压增高所致的头痛,经脱水治疗后可明显好转。

(三) 偏头痛的治疗

主要应用颅外动脉收缩药物(麦角胺)、钙拮抗剂(尼莫地平)、5- 羟色胺拮抗剂(如苯噻啶)及受体激动剂等。对于一部分由于精神因素导致的慢性疼痛,可使用抗抑郁药物。

(四) 手术治疗

脑脓肿形成后,穿刺引流或脓肿切除是最有效的治疗方法。

(蔺淑梅)

第四节 意识障碍诊治思路

正常人意识清醒,某些疾病在其发展过程中可出现意识障碍。意识障碍是指人对周围环境及其自身状态的识别和觉察能力出现障碍,多由高级神经中枢功能活动(意识、感觉和运动)受损所致。根据临床不同程度的表现,可以分为嗜睡、意识模糊、昏睡、昏迷(浅昏迷、中度昏迷、深度昏迷)和谵妄状态。

一、诊断步骤

(一)重视流行病学资料

1. 感染性疾病 病原体包括细菌、病毒、真菌和寄生虫等。传染源包括显性感染、隐性感染、无症状携带者和可排出病原体的人和动物。全年均可发病。最常见的传播途径包括呼吸道传播、消化道传播及虫媒传播等。

2. 非感染性疾病 病因较多,如脑部局部血管病变、颅内占位、颅脑损伤、癫痫、内分泌与代谢疾病、水电解质平衡紊乱、外源性中毒和物理性损害等。

(二)病史询问要点

1. 基础疾病 是否因其他疾病引起意识障碍,如肝性脑病、肾性脑病、肺性脑病、糖尿病性昏迷和甲状腺危象等。神经梅毒可表现为痴呆、谵妄、幻视、幻听等意识障碍;艾滋病易合并隐球菌脑膜脑炎、结核性脑膜脑炎等,也常表现为意识障碍。

2. 流行病学史 意识障碍前是否接触症状类似的病人,是否到过疫区,是否被蚊虫叮咬等。是否在发病季节。发病于冬春季者多见于流行性脑脊髓膜炎、斑疹伤寒、回归热、大叶性肺炎等;发病于夏秋季者多见于流行性乙型脑炎、脑干型脊髓灰质炎、脑型疟疾、中毒性细菌性痢疾、伤寒等。

3. 病史 先发热还是先意识障碍,起病缓急、发生过程、历时长短、意识障碍的演化过程。意识障碍系首次发生,还是反复多次发生。

意识障碍的发生、发展特点及病史对于意识障碍的诊断至关重要。先有意识障碍然后发热,多见于脑出血、蛛网膜下隙出血、巴比妥类药物中毒;先发热然后意识障碍者,多见于重症感染性疾病。

4. 意识障碍的伴随症状 有无恶心、呕吐、抽搐、外伤、耳道流血、皮疹、水肿及黄疸等。

5. 接触物品 是否接触毒物、毒品、煤气等化学物质,有无外伤;是否存在明确诱因,物理性损害如热射病。

6. 病后一般情况变化 是否乏力、消瘦、盗汗等。

7. 诊疗经过问诊 意识障碍后是否经过转诊治疗,曾就诊医院所进行检查的结果等。

8. 意识障碍后的治疗效果再评估。

(三)体格检查要点

要进行全身检查,包括生命体征、营养、贫血、恶病质、淋巴结肿大、突眼和甲状腺肿大、肝脾大、黄染、皮疹等。出血点、瘀斑和紫癜等见于严重感染和出血性疾病。也要注意神经系统查体,包括脑膜刺激征和病理反射等,对鉴别诊断有帮助。

(四)辅助检查要点

1. 血常规和生化检查 病毒感染者外周血白细胞一般正常或偏低。细菌感染者外周血白细胞多正常或增高。流行性脑脊髓膜炎白细胞总数明显增加,一般在(10 ~ 20)×10^9/L 以上,中性粒细胞比例升高在 80% ~ 90% 以上,并发 DIC 者血小板减少。流行性乙型脑炎白细胞总数增高,一般在(10 ~ 20)×10^9/L,个别甚至更高,中性粒细胞比例在 80% 以上,部分患者血象始终正常。斑疹伤寒白细胞计数多正常,嗜酸性粒细胞减少或消失,血小板减少。

2. 脑脊液检查　脑脊液的检查对诊断中枢神经系统疾病起着重要作用,包括脑脊液的颜色、透明度、凝固物、压力,生化检查,显微镜检查,细菌学检查以及免疫学检查等等。

常见的引起意识障碍的感染性疾病脑脊液改变如下:①化脓性脑膜炎:脑脊液压力显著升高,脑脊液为混浊或乳白色,蛋白明显增加,糖减少,白细胞在 1 000×10^6/L 以上。其中,流行性脑脊髓膜炎脑脊液可呈浑浊米汤样甚或脓样,白细胞数明显增高至 1 000×10^6/L 以上,以中性粒细胞为主,糖及氯化物明显减少,蛋白显著增加。脑脊液涂片可查到脑膜炎奈瑟菌。②结核性脑膜炎:脑脊液微混,呈毛玻璃样,静置有薄膜形成,糖减少,蛋白增加,白细胞数在(100 ~ 500)×10^6/L,以淋巴细胞为主。③流行性乙型脑炎:脑脊液多清晰或微浊,葡萄糖正常或稍增高,氯化物正常,白细胞数多在(50 ~ 500)×10^6/L,少数可>1 000×10^6/L,早期以中性粒细胞为主,随后则淋巴细胞增多。④隐球菌性脑膜炎:脑脊液沉淀物涂片,印度墨汁染色可发现不染色的荚膜。

若腰穿获得均匀血性脑脊液,提示为出血性脑病。若脑脊液涂片或用免疫学方法查到肿瘤细胞,有利于脑部肿瘤的诊断。

3. 头部 CT 及磁共振检查　有助于明确头颅外伤、血栓、脑出血、脑梗死、脑肿瘤、脑炎等。

二、诊断思路

(一) 确定是否有意识障碍

应该与去皮质状态、无动性缄默症、持续植物状态及发作性睡病等相鉴别。并且,一些疾病表现类似意识障碍,需要与昏迷进行鉴别:

1. 精神抑制状态　常见于癔症或严重精神创伤之后,起病突然,对外界刺激无反应,呼吸快而浅或发生屏气。四肢乱动或用力伸直。双眼紧闭,眼睑急速轻眨,如翻上睑可见眼球上翻。也可表现为昏睡或朦胧状态,也可有痉挛发作、抽搐等。神经系统检查多正常。

2. 木僵　常见于精神分裂症患者。指动作和行为减少到僵直的程度。多对外界刺激无反应,不言不语、不吃不喝、四肢不动,身体呈蜡样屈曲。目光呆滞,表情固定,卧床不起,常同时有自主神经功能障碍,如流涎、尿潴留等。

3. 闭锁状态　是由于脑桥腹侧的局限性病变累及双侧皮质脊髓束,以及三叉神经以下的皮质延髓束所致。病人能睁眼、闭眼,眼球可做垂直运动,不能讲话,四肢不能活动,咽喉肌麻痹。神志清醒,能以眼球的上下运动表达其思维活动。

(二) 确定意识障碍的程度或类型

常用的方法有:

1. 临床分类法　主要是给予言语和各种刺激,观察患者反应情况并加以判断。如呼叫其姓名、推摇其肩臂、压迫眶上切迹、针刺皮肤、与之对话和嘱其执行有目的的动作等。

2. Glasgow 昏迷量表评估法　本法主要依据对睁眼、言语刺激的回答及命令动作的情况对意识障碍的程度进行评估的方法。

(三) 确定意识障碍的病因

需要明确病因是颅内病变还是全身性病变,是非感染性疾病还是感染性疾病。如考虑感染性疾病导致意识障碍,再通过检查明确是细菌、病毒、真菌、寄生虫、立克次体及螺旋体等哪种病原体导致(见表 2-4-1)。

表 2-4-1 引起意识障碍的感染性疾病分类

病毒性脑膜(脑)炎	肠道病毒性脑膜(脑)炎
	淋巴细胞脉络丛脑膜炎
	流行性乙型脑炎
	森林脑炎
	腮腺炎病毒性脑膜(脑)炎
	脑膜炎型传染性单核细胞增多症
	带状疱疹病毒性脑膜(脑)炎
	单纯疱疹病毒性脑膜(脑)炎
	流感病毒性脑膜(脑)炎
	亚急性硬化性全脑炎
	急性弥漫性葡萄膜炎综合征
	Mollaret 脑膜炎
	巨细胞病毒脑膜(脑)炎
	狂犬病毒性脑炎
细菌性脑膜(脑)炎	流行性脑脊髓膜炎
	肺炎双球菌性脑膜炎
	流感杆菌性脑膜炎
	金黄色葡萄球菌性脑膜炎
	结核性脑膜炎
	伤寒杆菌性脑膜炎
	铜绿假单胞菌性脑膜炎
	布鲁杆菌性脑膜炎
	炭疽杆菌性脑膜炎
	黏液双球菌性脑膜炎
	其他罕见的细菌性脑膜炎
立克次体性脑膜炎	恙虫病性脑膜炎与脑炎
螺旋体性脑膜炎	钩端螺旋体性脑膜炎
	梅毒性脑膜炎

	回归热螺旋体性脑膜炎
	莱姆病性脑膜炎
放线菌性脑膜炎	奴卡菌性脑膜炎
真菌性脑膜炎	新型隐球菌性脑膜炎
	白色念珠菌性脑膜炎
寄生虫性脑炎	阿米巴性脑膜炎
	肺吸虫性脑炎
	绦虫性脑炎
	猪囊虫性脑膜炎

(四) 重视伴随症状

1. 伴有发热　高热者常见于颅内感染、中暑、甲状腺功能亢进危象、肾上腺危象、阿托品中毒等。

2. 伴有呼吸缓慢　是呼吸中枢受到抑制的表现,见于吗啡、巴比妥类、有机磷杀虫剂等中毒,银环蛇咬伤等。

3. 伴有瞳孔散大　见于颠茄类、酒精、氰化物中毒以及癫痫、低血糖状态等。

4. 伴有瞳孔缩小　见于吗啡类、巴比妥类、有机磷杀虫剂等中毒。

5. 伴有皮肤黏膜改变　出血点、瘀斑及紫癜见于重症感染和出血性疾病,流行性脑脊髓膜炎有特征性的皮肤瘀点瘀斑。口唇呈樱红色提示一氧化碳中毒。

6. 是否出现并发症　意识障碍患者原发病不同,可能出现不同的并发症及后遗症。例如流行性脑脊髓膜炎的并发症包括继发感染或病灶迁移引起的中耳炎、化脓性关节炎、心内膜炎、心包炎、肺炎等;后遗症包括脑积水、硬脑膜下积液、肢端坏死等,也可有瘫痪、癫痫和精神障碍等。流行性乙型脑炎可出现肢体瘫痪、失语、精神失常及痴呆等,癫痫后遗症有时可持续终身。

三、处理原则

基本原则是在迅速做出病因诊断的同时,采取整体综合治疗的积极措施,即维持生命基本要求,针对原发病进行相应的治疗。

(一) 一般对症治疗

保持呼吸道畅通,清除呼吸道分泌物、异物或呕吐物,维持通气功能,必要时面罩给氧或气管插管给氧;建立静脉通路,有循环衰竭者,应补充血容量,酌情应用升压药物;纠正酸中毒;高热者物理降温;并稳定内环境,纠正水电解质失衡和离子紊乱。有颅内压增高者,及早应用20%甘露醇或速尿降低颅内压力。并应该做好护理,预防并发症。

(二) 病因治疗

1. 感染性疾病　病因明确者给予针对性治疗。但意识障碍患者的病史收集通常不易,体格检查也受到明显的限制,因此诊断性评价和经验性治疗必须同时进行。高度怀疑中枢神经系统感染则及时给予经验性抗感染治疗,需注意所选药物应为易通过血-脑屏障的药物。如流行性脑脊髓膜炎则可选用青霉素、氯霉素或三代头孢菌素等;结核性脑膜炎可应用抗结核药物。

2. 非感染性疾病 应针对原发病进行治疗。

(三) 并发症与后遗症治疗

应加强护理,防止压疮和继发感染的发生;进行语言、智力、吞咽和肢体的功能锻炼,还可结合理疗、针灸、推拿按摩、高压氧、中药等治疗。

(四) 注意消毒隔离

感染性疾病所致意识障碍者需要注意消毒隔离。乙脑需要灭蚊防蚊,流脑需要呼吸道隔离。

(李用国 黄艳欣)

第五节 咳嗽与咳痰诊治思路

咳嗽表现为爆发性的呼气,是人体清除呼吸道内的分泌物或异物的保护性呼吸反射动作,是机体的防御反射。剧烈、频繁的咳嗽常对患者的生活、工作造成严重影响。

咳痰是指通过咳嗽动作将气道内的病理性分泌物排出口腔外的过程。正常支气管黏膜腺体和杯状细胞只分泌少量黏液,使呼吸道黏膜保持湿润。当咽、喉、气管、支气管或肺部因各种原因如微生物、物理性、化学性、过敏性因素使气道黏膜或肺泡充血、水肿、毛细血管通透性增高和腺体分泌增多时,渗出物(含红细胞、白细胞、巨噬细胞、纤维蛋白等)与黏液、浆液、吸入的尘埃和某些组织破坏产物一起混合形成痰。

一、常见病因

咳嗽是由于延髓咳嗽中枢受到刺激引起,由多种机械性因素及化学性因素诱发,刺激可来自呼吸系统以外的器官,但大部分来自呼吸道黏膜,经迷走神经、舌咽神经和三叉神经的感觉纤维传入。导致咳嗽、咳痰的病因主要包括:

(一) 呼吸道及肺疾病

从鼻咽部至小支气管的呼吸道黏膜受到刺激时,均可引起咳嗽。肺泡内的分泌物、渗出液、漏出液进入小支气管可引起咳嗽,某些化学刺激物刺激分布于肺内的 C 纤维末梢也可引起咳嗽。咽喉炎、喉结核、喉癌、气管-支气管炎、支气管哮喘、支气管扩张、支气管内膜结核及各种物理、化学、过敏因素对气管、支气管的刺激,肺部细菌、真菌、病毒、支原体或寄生虫感染以及肺部肿瘤均可引起咳嗽和咳痰。呼吸道感染是引起咳嗽、咳痰最常见的原因。

(二) 胸膜疾病

气胸、各种原因所致的胸膜炎以及胸膜间皮瘤均可引起咳嗽。

(三) 心血管疾病

心瓣膜病或其他原因导致左心衰竭引起肺淤血或肺水肿时,肺泡及支气管内浆液性或血性渗出物的刺激可引起咳嗽。体循环或右心静脉栓子脱落发生肺栓塞时也可引起咳嗽。

(四) 中枢神经因素

通过从大脑皮层发出冲动传至延髓咳嗽中枢,人类可自主随意引起或抑制咳嗽反射。如皮肤受冷刺激或三叉神经分布的鼻黏膜及舌咽神经支配的咽峡部黏膜受刺激时可引起咳嗽。脑膜炎、脑炎时也可出现咳嗽。

（五）其他原因

如某些患者服用血管紧张素转化酶抑制剂（angiotensin converting enzyme inhibitors，ACEI）后出现咳嗽、胃食管反流病所致咳嗽以及习惯性、心因性咳嗽等。

二、病史询问要点

仔细询问病史能提供病因诊断线索，有助于选择相关检查，明确病因。应询问咳嗽持续时间、时相、性质、音色、诱发或加重因素及伴随症状，还应询问痰量、颜色、气味及性状。

急性发作的刺激性干咳伴有发热、声嘶常为急性喉、气管和支气管炎。常年咳嗽，秋冬季加重提示慢性支气管炎。急性发作的咳嗽伴发热、胸痛、脓痰，可能是肺炎。高亢的干咳伴有呼吸困难可能是中央型肺癌累及气管或主支气管。运动后咳嗽常见于运动性哮喘，夜间咳嗽多见于咳嗽变异性哮喘（cough variant asthma，CVA）和心脏疾病。痰量较多、咳脓性痰，应考虑呼吸道感染性疾病。大量黄脓痰常见于肺脓肿或支气管扩张，铁锈色痰提示肺炎链球菌感染，红棕色胶冻样痰提示肺炎克雷伯杆菌感染，恶臭脓痰提示大肠杆菌感染，果酱样痰提示肺吸虫病，粉红色稀薄泡沫痰提示心衰所致的肺水肿。慢性支气管炎常咳白色黏液痰。痰中带血或咯血者应考虑肺结核、支气管扩张和肺癌的可能。

有过敏性疾病史和家族史者应注意排除过敏性鼻炎和哮喘相关的咳嗽。大量吸烟和职业性接触粉尘也是导致咳嗽的重要原因。有胃病史的患者需排除胃食管反流性咳嗽（GERC）。有心血管疾病史者要注意慢性心功能不全等引起的咳嗽。高血压患者服用血管紧张素转换酶抑制剂（ACEI）也会导致咳嗽。

三、咳嗽的分类

咳嗽通常按持续时间分为三类：急性咳嗽、亚急性咳嗽和慢性咳嗽。急性咳嗽持续时间＜3周，亚急性咳嗽持续时间3～8周，慢性咳嗽持续时间＞8周。不同类型的咳嗽病因分布特点不同。慢性咳嗽病因较多，通常根据胸部X线检查有无异常分为两类：一类为X线胸片有明确病变者，如肺炎、肺结核、支气管肺癌等；另一类为X线胸片无明显异常，以咳嗽为主要或唯一症状者，即通常所说的不明原因慢性咳嗽（简称慢性咳嗽）。

四、急性咳嗽诊断思路

临床上，急性咳嗽的病因诊断首先要判断是否由致命性疾病所引起，因为急性咳嗽除了最常见的病因普通感冒与急性支气管炎之外，也可能是某些严重疾病的信号，如肺栓塞、充血性心力衰竭、肺炎、哮喘急性重度发作或COPD急性加重等。特别在老年人中，临床症状可能不典型；通过相关的病史、体格检查及有关的辅助检查，要迅速地将以咳嗽作为临床表现之一的这些疾病做出诊断，而不致延误。

五、亚急性咳嗽诊断思路

亚急性咳嗽最常见的原因是感染后咳嗽，其次为上气道咳嗽综合征（UACS）、哮喘、GERC、嗜酸性粒细胞性支气管炎（EB）、慢性支气管炎急性加重等。感染后咳嗽以感冒引起的咳嗽最为常见，又称为"感冒后咳嗽"，多表现为刺激性干咳或咳少量白色黏痰，通常持续3～8周，X线胸片检查无异常，常为自限性，多能自行缓解。感染后咳嗽也包括感染后导致的新发或原有疾病加重,如 UACS。在诊断亚急性咳嗽时,首先要判断咳嗽是否继发于先前的呼吸道感染,并进行经验性治疗。治疗无效者,再考虑其他病因并参考慢性咳嗽诊断程序进行诊治。

六、慢性咳嗽诊断思路

慢性咳嗽的常见病因包括:CVA、UACS、EB 和 GERC,这四类疾病约占慢性咳嗽病因的 90%。慢性咳嗽的诊断思路如下:

(一)询问病史和查体

通过病史询问缩小诊断范围。有时病史可直接提示相应病因,如存在鼻后滴漏或频繁清喉时,可先按 UACS 治疗,联合使用第一代抗组胺药和减充血剂,对变应性鼻炎可鼻腔局部使用糖皮质激素,治疗 1 ~ 2 周症状无改善者,可行鼻窦 CT 或鼻咽喉镜检查。如有吸烟、环境刺激物暴露或服用 ACEI,则戒烟、脱离刺激物接触或停药观察 4 周。若咳嗽仍未缓解或无上述诱发因素,则进入下一步诊断程序。

(二)X 线胸片检查

X 线胸片有明显病变者,根据病变的性质选择进一步检查。X 线胸片无明显病变者,进入下一步诊断程序。

(三)肺功能及诱导痰检查

首先进行通气功能检查,若存在阻塞性通气功能障碍(FEV1 < 70% 预测值),则进行支气管舒张试验判断气道阻塞的可逆性;如果 FEV1 ≥ 70% 预测值,则可行支气管激发试验检测是否存在气道高反应性。若通气功能正常、支气管激发试验阴性,则行诱导痰细胞学检查,判断是否存在 EB。

(四)如上述检查无异常,或患者伴有反流相关症状,可行 24h 食管 pH 值监测。无条件进行此项检查且高度怀疑者可进行经验性治疗。

(五)怀疑变应性咳嗽(atopic cough,AC)者,可行 SPT、血清 IgE 和咳嗽敏感性检测。

(六)通过上述检查仍不能确诊,或经验性治疗后仍继续咳嗽者,可考虑行高分辨率 CT、纤维支气管镜和心脏等方面检查,以除外支气管扩张症、肺间质性疾病、支气管结核、肺癌、支气管异物及左心功能不全等疾病。

(刘　坤)

第六节　腹泻诊治思路

腹泻(diarrhea)是指排便次数增多,粪便量增加,粪质稀薄或粪便带有黏液、脓血或未消化的食物。通常每天排便 3 次以上,或每天粪便总量大于 200g(200ml),其中粪便含水量大于 80%。腹泻常伴发热、腹痛、呕吐、里急后重等症状。

一、诊断步骤

(一)重视流行病学资料

1. 感染性腹泻

病原体:以病毒或细菌最常见,也可以是真菌或寄生虫。

流行病学：传染源包括显性感染者、隐性感染者、无症状携带者、可排出病原体的各类动物。全年均可发病。最常见、最主要的传播途径是经消化道传播，水源和食物污染可致暴发流行。婴幼儿、儿童及老年人的发病率和病死率相对较高。

2. 非感染性腹泻　病因较多，与腹泻相关的基础疾病包括肿瘤、结缔组织疾病、内分泌疾病、小儿生理性腹泻等。滥用抗生素可引起肠道菌群紊乱而致腹泻。

(二) 病史询问要点

1. 基础疾病　是否存在与腹泻相关的基础疾病。

2. 流行病学史　腹泻前是否有不洁饮食、异常饮食及特殊饮食史，是否有使用广谱抗生素、免疫抑制剂或具有致泻作用的药物史；是否存在季节规律性，如细菌性痢疾、沙门菌性腹泻、细菌性食物中毒等多发生在夏秋季，轮状病毒性腹泻多发生在秋冬季。

3. 腹泻的次数和大便量　有助于判断腹泻的类型及病变的部位。

4. 大便的性状及臭味　有助于判断腹泻的类型。

5. 腹泻伴随症状　有无发热、腹痛、里急后重、贫血、营养不良等。

6. 腹泻加重、缓解因素　如与进食油腻食物、使用抗生素的关系等。

7. 病后一般情况变化　是否失水、消瘦、乏力、四肢抽搐等。

(三) 体格检查要点

重点是腹部检查。小肠病变时腹部压痛在脐周，疼痛常为绞痛，间歇发作，肠鸣音活跃；结肠病变时压痛在下腹或左(右)下腹，疼痛常为持续性，必要时直肠指检，以除外直肠肿瘤性病变。全身检查包括生命体征、营养、贫血、恶病质、淋巴结肿大、突眼和甲状腺肿大、肝脾肿大、肛周病变、关节肿痛、皮疹等，对鉴别诊断有帮助。

(四) 辅助检查要点

1. 血常规和生化检查　病毒感染者外周血白细胞一般正常或偏低。细菌感染者外周血白细胞多正常或增高。急性菌痢患者外周血白细胞可高达$(10 \sim 20) \times 10^9$/L，中性粒细胞分类增高。霍乱患者因血液浓缩可出现全血细胞计数增高。伤寒患者外周血白细胞常偏低，中性粒细胞减少，嗜酸性粒细胞减少或消失，同时可有肝功能异常。寄生虫感染时，外周血嗜酸性细胞计数及比例常有不同程度增高。

2. 粪便检查和致病菌培养　新鲜粪便检查是发现急、慢性腹泻病因的最重要步骤，可发现红白细胞、吞噬细胞、原虫、虫卵、脂肪滴及未消化食物等，隐血试验可发现肠道出血。粪培养可发现致病微生物。

3. X线、CT检查　X线钡剂和腹部平片检查可显示胃肠道病变、肠道动力状态等。CT检查对诊断消化系统肿瘤如肝癌、胰腺癌等有价值。

4. 内镜和活组织病理检查　不仅可对造成腹泻的病灶形态、范围做出准确地判断，对肠道血管、黏膜情况做出直观的描述，还可通过活检得到病理学诊断依据。疑有结肠病变者，应做钡剂灌肠或纤维结肠镜检查；疑为直肠病变者，应做直肠镜检查。

二、诊断思路

1. 判断腹泻的急、慢性　急性腹泻发病急，病程在 $2 \sim 3$ 周之内，细菌、病毒感染，食物中毒，进食生冷食物，着凉等均可导致。慢性腹泻病程在 2 个月以上，病因复杂，包括肠道感染性、非感染性疾病，肿瘤等。

2. 区别感染性、非感染性　大约90%以上的急性腹泻是由感染因素引起的,这些病例常伴有呕吐、发热和腹痛。非感染性腹泻的病因较多,如肿瘤、食物中毒、结缔组织疾病、内分泌疾病、小儿生理性腹泻等。滥用抗生素可引起肠道菌群紊乱而致腹泻。

3. 判断病情严重程度　轻度腹泻一般呈自限性。重度腹泻除了有较重的胃肠道症状外,还有较明显的脱水、电解质紊乱和全身中毒症状,如发热、精神烦躁或萎靡、嗜睡,甚至昏迷、休克。中度腹泻介于轻度和重度之间。

4. 明确腹泻与腹痛的关系　急性腹泻尤其是感染性腹泻常有腹痛,小肠疾病的疼痛常在脐周,便后无明显缓解,而结肠疾病的疼痛多在下腹,便后常可缓解。分泌性腹泻往往无明显腹痛。

5. 观察腹泻的粪便特点

(1) 粪便性状:①稀薄或水样便:无里急后重的病变多在小肠,可由食物中毒、胃泌素瘤、肠道感染所致。②米泔水样便:多见于霍乱。③脓血便:病变多位于结肠或直肠,以痢疾多见,其中阿米巴痢疾的粪便常呈暗红色或果酱色,也可见于溃疡性结肠炎、血吸虫病。④黏液便:病变多在结肠,如肠易激综合征、结肠绒毛腺瘤。⑤洗肉水样或血水样便:多见于副溶血性弧菌感染。⑥蛋花汤样便:多见于婴幼儿轮状病毒性肠炎。⑦浅色水样或糊状便:容量大,恶臭,油脂状,含气多,漂浮于水面,常为脂肪泻,见于吸收不良综合征、胰源性腹泻等。

(2) 粪便臭味:腥臭味多见于阿米巴肠炎,恶臭可见于慢性肠炎、胰腺疾病,奇臭多见于消化吸收障碍,无臭多为分泌性腹泻。

6. 重视伴随症状　腹泻可有发热、里急后重、消瘦、呕吐等伴随症状,还可伴发哮喘、关节痛或肿胀、皮疹或神经疾病等。

7. 是否出现并发症　腹泻可并发脱水、肠出血、肠穿孔、溶血性尿毒综合征、反应性关节炎等。

8. 病因诊断分析　通过病史和体检,评估腹泻的性质、腹泻病变部位等,可初步判定腹泻的急、慢性以及腹泻的病因。确诊需要做病原学检查。

三、处理原则

(一) 重视补液治疗

由于腹泻可引起脱水,导致水电解质酸碱平衡紊乱,甚至多器官功能损害,首先应补充足够的水分。口服补液疗法(ORS)可防止或纠正轻中度脱水。静脉补液治疗用于中度以上脱水,可使用乳酸林格氏液、5%葡萄糖液或生理盐水。

(二) 病因治疗最为根本

1. 感染性腹泻　抗生素应用指征:高热、腹痛、黏液脓血便、脱水、病程>5d、便次>8次/d、近期使用抗生素。

由于近年抗菌药物的耐药率不断上升,应结合药物敏感性试验选用或调整药物。成人腹泻首选喹诺酮类;对喹诺酮类耐药的弯曲菌感染可选用阿奇霉素;阿米巴病可采用序贯疗法,在使用甲硝唑之后服用二氯尼特,以祛除甲硝唑治疗后残留的包囊;真菌感染可选用两性霉素B、氟康唑等抗真菌药物。

2. 非感染性腹泻　对于高渗性腹泻,应立即停服造成高渗的食物或药物,明确病因,治疗原发病。

(三) 其他治疗多有裨益

腹泻患者多有营养障碍,口服补液或静脉补液开始后4h内应恢复进食。可适当使用肠黏膜保护剂、肠道微生态制剂、抗动力药、解痉止痛药等。高热患者以物理降温为主,必要时酌情应用消炎解热药,积极治疗各种基础疾病。

(四) 诊断性治疗要有一定依据

抗感染不作为首选,因为感染大多自限性,切忌滥用抗生素和长期使用皮质激素。对因其他疾病必须较长期使用激素或抗生素者,应给予微生态制剂,以防菌群失调所致的难治性腹泻。一般不使用止泻药,发热 ≥ 38.5℃、血便、浓血便、免疫功能受损或老年患者为使用止泻药的相对禁忌。

(五) 应严格消化道隔离

伤寒患者应隔离至体温正常后 15 日,或每 5 日粪培养、连续 3 次阴性。霍乱患者应隔离至症状消失后 6 日,隔日粪培养连续 3 次阴性。阿米巴痢疾患者应隔离至症状消失,隔日粪检连续 3 次找不到包囊为止。腹泻患者的呕吐物及粪便排泄物应彻底消毒,所用物品也应消毒。

(阮　冰)

第七节　黄疸诊治思路

黄疸(jaundice,icterus)是由于血清中胆红素浓度升高致使皮肤、黏膜、巩膜以及其他组织和体液发生黄染的症状和体征。正常血清总胆红素为 1.7 ~ 17.1μmol/L(0.1 ~ 1.0mg/dl)。胆红素在 17.1 ~ 34.2μmol/L(1.0 ~ 2.0mg/dl),临床不易察觉,称为隐性黄疸,超过 34.2μmol/L(2.0mg/dl)时出现临床可见黄疸。

一、临床分类

(一) 按病因分类

1. 溶血性黄疸

2. 肝细胞性黄疸

3. 胆汁淤积性黄疸(旧称阻塞性黄疸或梗阻性黄疸)

4. 先天性非溶血性黄疸

以前三类最为多见,第四类较罕见。

(二) 按胆红素性质分类

1. 以非结合胆红素(unconjugated bilirubin,UCB)增高为主的黄疸

2. 以结合胆红素(conjugated bilirubin,CB)增高为主的黄疸

(三) 按病变部位分类

1. 肝前性黄疸

2. 肝性黄疸

3. 肝后性黄疸

(四) 按治疗方案分类

1. 内科性黄疸

2. 外科性黄疸

二、诊疗过程

黄疸的鉴别诊断过程通常包括以下环节:

1. 详细询问病史,包括年龄、性别、流行病学史、既往史及家族史等关键点。

2. 详细询问黄疸发生发展过程及伴随症状,包括黄疸发生的急缓以及黄疸的程度。

3. 仔细检查各系统体征,尤其是腹部体征。

4. 针对患者进行血、尿、粪便常规和生化、肝炎标志物、自身免疫抗体、影像学(B 超、CT、MRI、ERCP 等)、肝穿刺活组织检查、腹腔镜等检查,以尽早明确黄疸病因。

5. 明确患者黄疸原因后,应立即选择合理的治疗方式,分属内科治疗还是外科手术,如为病毒性肝炎引起的黄疸则需在感染科收治,如为胆道梗阻引起的黄疸则需收住外科进行手术治疗。

三、诊断步骤

(一)病史要点

详细询问病史,包括年龄、性别、流行病学史、既往史及家族史等关键点。

1. 是否有类似病例接触史。

2. 是否有到达过地方病或传染病流行地区。

3. 是否有输血史,排除经血液传播病毒性肝炎可能(乙型肝炎、丙型肝炎)。

4. 是否进食不洁食物或可疑污染水,排除经粪口途径传播病毒性肝炎的可能(甲型肝炎、戊型肝炎)。

5. 是否有长期大量饮酒史;是否有损肝药物接触史或服用史。

6. 家族中是否有表现为黄疸的先天性、遗传性疾病者,是否有病毒性肝炎的家族史。

(二)黄疸发生发展要点

1. 是否为真性黄疸　须与进食过多富含胡萝卜素的瓜果或蔬菜及服用米帕林等药物假性黄疸相区别(表 2-7-1)。

表 2-7-1　真性黄疸与几种常见的假性黄疸临床表现鉴别要点

项目	真性黄疸	假性黄疸	
		胡萝卜素增高	服用含黄色素的药物
黄染首先出现部位	巩膜、硬腭后部、软腭黏膜上	手掌、足底、前额、鼻部皮肤	皮肤、严重者也可在巩膜
巩膜黄染的特点	近角巩膜缘处轻、远角巩膜缘处重		近角巩膜缘处重、远角巩膜缘处轻
血胆红素	增高	不高	不高

2. 黄疸如何起病、急起或缓起、轻重程度、持续时间、波动情况　急性溶血或危象时出现深度黄疸,慢性少量溶血时不一定都有黄疸;肝炎时黄疸轻重不一,急性肝炎时多短暂;结石导致黄疸大多急起,多在腹痛发生后出现,历时较短暂,可波动;肝内外癌肿导致黄疸多缓起,呈进行性加重,如胰头癌、胆总管下端癌、原发性肝癌等。

(三)黄疸伴随症状要点

1. 黄疸伴有发热　黄疸常伴有发热症状,应注意发热的时间及程度、发热与黄疸出现的先后顺序及关系:①病毒性肝炎或急性溶血可先有发热而后出现黄疸;②急性化脓性胆管炎、细菌性肝脓肿常出现高热伴寒战;③癌性黄疸、病毒性肝炎则一般为低热。

2. 黄疸伴有消化道症状　可表现有乏力、食欲减退、腹胀等。

3. 黄疸伴有腹痛

(1) 病毒性肝炎、肝脓肿、原发性肝细胞肝癌多表现为肝区钝痛或胀痛。

(2) 胆石症、胆道蛔虫病可出现右上腹阵发性剧烈绞痛。胰头癌常伴腰背痛,夜间为甚。

(3) 无痛性深度黄疸常提示壶腹癌、胆管癌。

(4) 急性溶血性黄疸常伴有上腹部及腰部酸痛。

4. 黄疸伴有皮肤瘙痒及大小便变化

(1) 溶血性黄疸时一般无皮肤瘙痒,小便颜色呈酱油色,大便颜色加深。

(2) 肝细胞性黄疸时可有皮肤瘙痒,但程度通常较轻,小便颜色加深,大便颜色呈浅黄色或黄色。

(3) 胆汁淤积性黄疸时常有明显的皮肤瘙痒,小便颜色加深呈浓茶色,大便颜色呈浅灰色或陶土色。

(四) 黄疸伴随体征要点

1. 黄疸伴肝大

(1) 肝脏轻至中度肿大,质软偏中,见于病毒性肝炎、急性胆道感染或胆道阻塞。

(2) 肝脏缩小见于重型肝炎或肝硬化。

(3) 肝脏肿大、质地坚硬、表面结节感,多见于肝癌。

(4) 肝脏肿大伴触痛,可见于急性肝炎、肝脓肿、肝淤血、肝癌。

2. 黄疸伴脾大

(1) 脾脏轻度肿大,可见于急性肝炎(病毒、钩端螺旋体等)。

(2) 脾脏中度肿大,见于先天性溶血性贫血、胆汁性肝硬化。

(3) 脾脏明显肿大,多见于肝硬化门脉高压症。

3. 黄疸伴胆囊肿大

(1) 黄疸伴胆囊肿大,可见于急性胆囊炎及肝外梗阻,如胰头癌、肝胰壶腹癌(Vater 壶腹癌)、胆总管癌和罕见的原发性十二指肠癌。

(2) 胆囊底部巨大结石、慢性胰腺炎、慢性梗阻性胆囊炎等。

4. 黄疸伴腹水　见于重型肝炎、肝硬化失代偿期、肝癌等。

5. 黄疸伴淋巴结肿大　见于传染性单核细胞增多症、淋巴瘤、恶性组织细胞增多症、粟粒性结核等。

(五) 实验室检查要点

1. 一般实验室检查包括血、尿、便常规和肝功能、血脂、凝血功能等。有助于黄疸的病因鉴别(表 2-7-2)。

表 2-7-2　黄疸的实验室检查鉴别

项目	溶血性	肝细胞性	胆汁淤积性
TB	增加	增加	增加
CB	轻度增加	中度增加	明显增加
CB/TB	< 0.2	0.2-0.5	> 0.5
尿胆红素	—	+	++
尿胆原	明显增加	正常或轻度增加	减少或消失
ALT、AST	正常	增高	明显增高

续表

项目	溶血性	肝细胞性	胆汁淤积性
ALP	正常	增高	明显增高
GGT	正常	增高	明显增高
对维生素 K 反应	无	差	好
胆固醇	正常	轻度增加或降低	明显增加
血浆蛋白	正常	Alb 降低 /Glo 升高	正常
PT	正常	延长	延长

注:TB:总胆红素;CB:结合胆红素;DB:非结合胆红素;ALT:谷丙转氨酶;AST:谷草转氨酶;ALP:碱性磷酸酶;GGT:γ-谷氨酰转肽酶;PT:凝血酶原时间;Alb:白蛋白;Glo:球蛋白

2. 其他辅助检查(表 2-7-3)。

表 2-7-3 黄疸的辅助检查项目

辅助检查	项目
基本检查	心电图、胸部正位片
生化检查	肾功能、电解质、心肌酶谱、空腹血糖、血脂
免疫学检查	肝炎系列、自身免疫抗体、甲胎蛋白、病毒全套、EB 病毒、铜蓝蛋白、T 细胞亚群等
影像学检查	上腹部 B 超、CT、MRI、ERCP、PTC、超声内镜等检查
其他检查	乙肝、丙肝病毒定量,凝血功能,血氨
活体组织学检查	肝穿刺活体组织检查

注:ERCP:内镜逆行胰胆管造影;PTC:经皮肝穿胆道造影

四、诊断流程

黄疸的鉴别诊断方法很多。一般来说,经过仔细询问病史与体格检查,约 50% ～ 60% 黄疸患者可确诊,完善相关实验室检查后,确诊率可提高到 70% ～ 75%;进一步行 B 超、CT 及胆道造影等检查,确诊率可提高到 90% ～ 95%,约 5% 患者需行肝穿刺活检甚至剖腹探查,约有不到 5% 患者诊断不明。黄疸待查是临床工作中常会碰到的棘手问题,涉及的基础知识十分广泛。但最常见的还是常见病、多发病,主要是病毒感染、肿瘤、自身免疫性疾病等。治疗上力求先明确病因,准确诊断疾病。

(一) 溶血性黄疸

1. 临床特点

(1) 病史:可有输血、特殊用药史、毒蛇咬伤、感染及溶血性疾病家族史等。

(2) 主要症状:一般呈轻度黄疸,巩膜轻度黄染,呈浅柠檬色,慢性溶血者多伴有肝、脾肿大,不伴有皮肤瘙痒,其他症状有原发病表现。

(3) 伴随症状:急性大量溶血或溶血危象时起病急骤,出现剧烈溶血反应,如寒战、高热、呕吐、腹痛、头痛、腰背酸痛、全身不适、乏力等,甚至出现休克、昏迷、严重贫血、黄疸和血红蛋白尿(尿色呈酱油色或茶色);慢性少量溶血多为先天性,症状相对较轻,可有面色苍白、乏力等贫血症状,尿内含铁血黄素可增加。

(4) 实验室检查:血清总胆红素增加,但常小于 85μmol/L,非结合胆红素占 80% 以上。结合总胆红素可代偿性增加,从胆道排至肠道也增加,导致尿胆原增加,但尿中无胆红素。粪胆素随之增加,粪色加深。急性溶血时尿中有血红蛋白排出,潜血试验阳性。

(5) 血液学检查:除贫血外,有骨髓增生活跃表现,如周围血网织红细胞增多,出现有核红细胞。骨髓检查显示红细胞系增生活跃。

(6) 其他检查:自身免疫性溶血时,可有抗人球蛋白试验(Coombs 试验)阳性。阵发性睡眠性血红蛋白尿时,可有酸溶血试验阳性。急性大量血管内溶血时可有血红蛋白尿。慢性血管内溶血,尿内含铁血黄素阳性。

2. 常见疾病

(1) 先天性溶血性黄疸:血红蛋白或红细胞膜异常引起。如遗传性球形红细胞增多症、葡萄糖 -6- 磷酸脱氢酶缺乏症、丙酮酸激酶缺乏症、地中海贫血等。

(2) 后天性获得性溶血性黄疸:红细胞损伤、药物或免疫性因素引起。如阵发性睡眠性血红蛋白尿、微血管病性溶血性贫血、感染性溶血、药物性溶血、血型不同输血反应、冷凝集素综合征、阵发性寒冷性血红蛋白尿、动植物因素所致的溶血性贫血等。

(二) 肝细胞性黄疸

1. 临床特点

(1) 病史:常有肝脏原发病表现,如疲乏无力、食欲缺乏、肝区痛、发热等。

(2) 体征:慢性肝炎时可有慢性病容,肝、脾肿大。肝硬化患者可有蜘蛛痣,肝脏可不大,脾脏可肿大,晚期常有腹水,严重者有出血倾向等。

(3) 皮肤、黏膜:呈浅黄至深黄色,可伴有轻微皮肤瘙痒。

(4) 实验室检查:血清总胆红素升高,结合胆红素及非结合胆红素水平均升高,结合胆红素升高为主。尿中胆红素阳性,尿胆原也呈阳性,但在疾病高峰时,因肝内淤胆导致尿胆原减少或缺如,同样粪中尿胆原可正常、减少或缺如。血清转氨酶升高,严重肝损害时可出现血浆凝血酶原时间延长,血胆固醇、胆碱酯酶下降。伴有肝内淤胆时,碱性磷酸酶可升高。

(5) 其他检查:抗线粒体抗体测定有助于自身免疫性肝病的诊断,血清肝炎病毒标志物检测有助于病毒性肝炎的诊断,甲胎蛋白检测对原发性肝细胞癌诊断有参考价值。

(6) 肝脏组织学检查对弥漫性肝病引起的黄疸可有病因诊断意义,如隐匿性病毒性肝炎、脂肪肝、肝脏淀粉样变、弓形虫病等。

(7) B 超、CT 等影像学检查对诊断有辅助作用。

2. 常见疾病

(1) 感染:①病毒感染:常见的有甲、乙、丙、丁、戊型肝炎,传染性单核细胞增多症、全身性巨细胞性包涵体病等;②细菌性感染:如细菌性肝脓肿、肝结核、化脓性胆管炎、内毒素血症等;③螺旋体感染:钩端螺旋体病、梅毒、回归热等;④原虫感染:阿米巴肝脓肿、疟疾等;⑤蠕虫感染:血吸虫病、肝吸虫病。

(2) 酒精性肝病:脂肪肝、肝炎及肝硬化。

(3) 药物性:可以引起肝损害的药物极多,如抗结核、真菌、肿瘤、癫痫药物,解热镇痛、抗甲亢药物、口服降糖药及某些中草药等。

(4) 代谢性疾病:甲状腺功能亢进、肝糖原累积症、淀粉样变性、肝豆状核变性等。

(5) 自身免疫性肝病:自身免疫性肝炎、原发性胆汁性肝硬化、原发性硬化性胆管炎等。

(6) 肿瘤:原发性和继发性肝癌、其他恶性肝肿瘤。

(7) 妊娠相关肝病:妊娠急性脂肪肝。

(8) 营养性疾病:恶性营养不良症。

（9）化学品中毒：碱、砷、有机溶剂等。

（10）肝浸润性病变：白血病、淋巴瘤。

（三）胆汁淤积性黄疸

1. 临床特点

（1）病史：因引起阻塞的原因不同可有较大差异。胰头癌早期症状隐匿，黄疸呈进行性加深。结石引起者常可反复发生，典型的出现腹痛、发热、黄疸三联症。阻塞性黄疸多有皮肤瘙痒。阻塞越完全，粪色越淡，可呈陶土色。

（2）黄疸情况主要取决于胆系梗阻的部位、程度和持续时间的长短。结石性黄疸可呈波动性，癌性梗阻黄疸常呈进行性升高。

（3）肝功能检查：血清胆红素升高，直接胆红素占总胆红素的 60% ~ 80%。血清碱性磷酸酶、胆固醇可明显升高。胆管梗阻常导致继发性肝实质损害，从而出现血清转氨酶上升。尿胆红素阳性，但尿胆原和尿胆素减少或消失，可有陶土样粪。

（4）其他检查：腹部 B 超和腹部 CT 检查、MRCP、ERCP 等均有助于阻塞性黄疸的诊断。

2. 常见疾病

（1）肝内阻塞性黄疸（肝内淤胆）：①毛细胆管炎性病毒性肝炎；②药物性黄疸；③妊娠期特发性黄疸；④原发性硬化性胆管炎（肝内型）；⑤原发性胆汁性肝硬化；⑥胆管细胞癌；⑦醇肝综合征；⑧充血性心力衰竭；⑨淀粉样变；⑩良性手术后黄疸；⑪寄生虫感染：华支睾吸虫病、蓝氏贾第鞭毛原虫性胆管炎；⑫肝内胆管结石。

（2）肝外阻塞性黄疸：①急性梗阻性化脓性胆管炎、硬化性胆管炎；②结石：胆总管结石、Mirizzi 综合征与合流部结石；③肿瘤：胰头癌、乏特壶腹周围癌、胆总管或肝胆管癌、胆总管腺肌瘤病、原发性胆囊癌、十二指肠癌等；④先天性胆总管囊肿；⑤急性、慢性胰腺炎，胰腺假性囊肿，胰腺囊性纤维变；⑥十二指肠球后溃疡。

（四）先天性非溶血性黄疸

1. Gilbert 综合征　肝细胞摄取非结合胆红素功能障碍及微粒体内葡萄糖醛酸转移酶不足，导致血中非结合胆红素增高而出现黄疸。这类患者除黄疸外症状不多，肝功能检查正常。

2. Dubin-Johnson 综合征　肝细胞对结合胆红素及某些阴离子向毛细胆管排泄发生障碍，致血清结合胆红素增加而发生的黄疸。

3. Rotor 综合征　肝细胞对摄取非结合胆红素和排泄结合胆红素存在先天性障碍致血中胆红素增高而出现黄疸。

4. Crigler-Najjar 综合征　肝细胞缺乏葡萄糖醛酸转移酶，致不能形成结合胆红素，致血中非结合胆红素增多而出现黄疸，可产生胆红素脑病，见于新生儿，预后差。

5. Lucey-Drisoll 综合征　患儿在出生后 48h 出现黄疸，可在短时间内出现胆红素脑病。

五、治疗原则

（一）黄疸治疗原则

根据病史、症状、体征及检查尽可能及早明确病因。

（二）一般支持对症治疗

可少量活动，卧床休息，进食易消化、吸收的食物，肝功能显著减退或有肝性脑病的先兆时需严格限制蛋白质的摄入量，伴有腹水和浮肿的患者需严格限制钠盐摄入量，避免进食粗糙、坚硬的食物，同时禁止饮酒和服用对肝脏有损害的药物。高热时给予适当退热处理，腹痛时给予相应解痉镇痛处理,休克时积极改善微循环等。如感染性疾病导致的黄疸,应根据不同病原体选择针对性的抗微生物药物。重型肝炎患者有并发感染的风险,可适当使用广谱抗生素预防感染。

(三)病因治疗

明确病因后,积极针对病因给予相应治疗措施。

1. 溶血性黄疸　急性溶血须立即纠正阻断。积极治疗原发病,如疟疾导致红细胞破坏需根治疟疾才能纠正。对自身免疫性溶血性贫血可应用肾上腺皮质激素、血浆置换或脾切除等。临床上常用药物有茵栀黄、腺苷蛋氨酸等。

2. 肝细胞性黄疸　对病毒性肝炎患者,如慢性乙型肝炎,一般需核苷(酸)类似物进行抗病毒治疗,丙型肝炎则需应用直接抗病毒药物抗病毒治疗,同时应用保肝、降酶、退黄及免疫调节药物,临床上常用药物有茵栀黄、腺苷蛋氨酸或熊去氧胆酸等。肝硬化患者须注意相关并发症的预防及治疗,如感染、腹水、上消化道出血、肝性脑病及肝肾综合征的处理。原发性肝癌引起的黄疸既可为肝细胞性黄疸也可能是阻塞性黄疸,以后者多见,对于此类患者应在条件允许的情况下,积极对肝内原发肿瘤进行内外科综合治疗,如手术切除、肝动脉化疗栓塞(TACE)、射频、冷冻、激光、微波等治疗。针对严重黄疸患者可选择如人工肝、肝细胞移植、肝移植等支持治疗措施。

3. 胆汁淤积性黄疸　感染所致淤积性黄疸须加强抗感染治疗。药物所致淤积性黄疸则应立即停药。酒精所致淤积性黄疸需戒酒和一般护肝治疗。临床上常用药物有熊去氧胆酸及腺苷蛋氨酸退黄治疗。

(党双锁　张　欣)

第八节　肝、脾肿大诊治思路

肝脾肿大(hepatosplenomegaly)是多种疾病出现的一个重要体征,应及时查清,治疗原发病。正常肝脏的大小为25cm×15cm×6cm左右,正常脾脏的长度为10cm～12cm,厚度<3.5～4.0cm。肝脏一般在肋下不能触及,当内脏下垂、横膈下降或深吸气时,肝脏才能被触及,但不超过肋下1cm,且质地较软,边缘锐利,无压痛。正常脾脏大小13.86cm×8.64cm×3.07cm(男性)或13.09cm×8.02cm×3.05cm(女性)。脾脏在肋弓下,一般不能触及。当肝脾肿大超过上述范围即为病理性肝脾肿大。导致肝脾肿大的原因很多,可以是肝细胞本身的因素,也可以是肝细胞外的因素。

一、肝脏肿大病因

1. 弥漫性肝肿大　包括:①乙肝病毒感染;②脂肪肝;③早期肝硬化;④肝豆状核变性;⑤含铁血黄素沉着症;⑥肝糖原积累症;⑦肝吸虫;⑧白血病;⑨中毒性肝炎;⑩肝淀粉样变性;⑪巨细胞病毒感染;⑫风疹病毒感染;⑬克山病;⑭Budd-Chiari综合征。

2. 局限性肝肿大　包括:①肝脓肿;②肝肿瘤;③肝囊肿;④肝包虫病。

二、脾脏肿大病因

1. 脾轻度肿大　包括:①急、慢性肝炎;②伤寒;③粟粒性结核;④布鲁菌病;⑤急性疟疾;⑥感染性心内膜炎;⑦败血症。

2. 脾中度肿大　包括:①肝硬化;②疟疾后遗症;③慢性淋巴细胞性白血病;④慢性溶血性贫血;⑤恶性淋巴瘤;⑥系统性红斑性狼疮。

3. 脾高度肿大　包括:①慢性粒细胞性白血病;②黑热病;③慢性疟疾;④骨髓纤维化;⑤淋巴肉瘤;⑥血吸虫性肝纤维化;⑦戈谢病。

三、诊疗过程

肝脾肿大的鉴别诊断过程通常包括以下环节:

1. 详细询问病史,包括年龄、性别、流行病学史、既往史及家族史等关键点。

2. 详细询问肝脾肿大发生发展过程及伴随症状,如发热、皮疹、黄疸、肝掌、蜘蛛痣、腹水、淋巴结肿大等。

3. 仔细检查各系统体征,尤其是腹部体征。还应注意患者的全身表现,如发热和热型、皮肤巩膜黄染、出血点或瘀斑、腹水和下肢水肿等。

4. 针对患者进行血、尿、便常规和生化、肝炎病毒、其他非嗜肝病毒的血清及病毒检测、自身免疫抗体、影像学(B超、CT等)、肝脾穿刺活组织检查,以尽早明确肝脾肿大病因。儿童还要注意遗传代谢性疾病的相关检查。

5. 明确患者肝脾肿大原因后,应立即选择相应的治疗方案。

四、诊断步骤

(一) 病史要点

1. 是否有传染病患者的接触史。

2. 是否有特殊的地方病,疫水接触史。

3. 是否有病毒性肝炎病史、肝硬化病史、酗酒史、风湿史、慢性疟疾病史。

4. 是否有遗传和代谢性疾病的家族史。

5. 是否有特殊中毒和用药史。

(二) 肝脾肿大伴随症状要点

1. 肝脾肿大伴发热　感染引起的肝脾肿大常有特殊热型,如伤寒呈稽留热;疟疾、回归热呈间歇热;布鲁菌病为波状热;急性血吸虫病有间歇热和弛张热;亚急性感染性心内膜炎、结核病呈低热或不规则热。肿瘤常为长期不规则发热。

2. 肝脾肿大伴皮疹　多见于伤寒、斑疹伤寒、布鲁菌病、败血症、亚急性感染性心内膜炎等。

3. 肝脾肿大伴贫血、黄疸　见于溶血性贫血、肝硬化、恶性组织细胞病、败血症等。

4. 肝脾肿大伴贫血、瘀点瘀斑　见于白血病、肝硬化、肝癌、特发性血小板减少性紫癜等。

5. 肝脾肿大伴淋巴结肿大　见于传染性单核细胞增多症、恶性淋巴瘤、淋巴细胞性白血病、结缔组织病等。

6. 肝脾肿大伴肝病面容、肝掌及蜘蛛痣　见于慢性病毒性肝炎、肝硬化。

7. 肝脾肿大伴腹水　见于肝硬化门脉高压症、下腔静脉梗阻、右心衰竭、缩窄性心包炎等。

8. 肝脾肿大伴心脏扩大　见于心力衰竭、大量心包积液。

(三) 肝脾物理检查要点

1. 肝脏触诊　嘱患者取仰卧位,两膝稍屈曲,放松腹壁,深呼吸使肝脏在膈下移动,然后采用单手触诊或双手触诊。触诊时应注意肝脏大小、质地、边缘和表面状态、有无压痛及搏动感,有无肝区摩擦感和肝震颤等。

2. 脾脏触诊　患者体位同上，能触摸到的脾脏往往已增大至正常两倍以上，触诊时应注意脾脏大小(脾肿大分度：①轻度：肋缘下刚触及至肋下 3cm 以内；②中度：肋下 3cm 至脐水平位置；③重度：超过脐水平)、质地、边缘和表面状态、有无压痛及摩擦感等。脾切迹为其形态学特征，有助于鉴别左上腹肿物是否为增大的脾脏。

(四) 实验室检查要点

1. 一般实验室检查

(1) 血常规：白细胞计数和细胞形态观察对感染性疾病、白血病有诊断价值。①脾大伴中性粒细胞增多大多提示有细菌感染，若周围血液出现大量幼稚细胞应考虑为白血病；②血红蛋白、红细胞减少，网织红细胞增加，提示溶血性贫血；③脾大伴淋巴细胞增多并有异形淋巴细胞出现提示为病毒感染，异形淋巴细胞很多应考虑传染性单核细胞增多症。

(2) 病原学检查：血液细菌培养、病毒分离及特异性抗体的检测，可帮助确定引起感染的细菌和病毒的种类。

(3) 其他：厚血涂片查疟原虫、肝肾功能、血红蛋白电泳及血清蛋白电泳、自身抗体检查、T-spot、乳酸脱氢酶和抗人球蛋白试验。

2. 影像学检查

(1) B 超：①超声检查可观察肝脏位置、形态、大小，检查横膈运动，显示肝脏与相邻器官的关系。超声波检查还可提供病因学资料。B 超下可鉴别肝囊肿、肝脓肿和肝肿瘤，肝硬化、脂肪肝和肝淤血在超声图像下也可区别。②超声检查可观察脾脏的位置、形态和大小，腹肌紧张等因素对其影响较小。利用超声检查判断脾大较触诊更准确，可区别充血性脾肿大、淋巴肉芽肿或肿瘤等。

(2) CT：常用检查方法可鉴别局灶损害、单发或多发病灶及弥漫性损害。局灶损害常是肿瘤(淋巴瘤，转移性肿瘤)、感染(细菌性脓肿，结核，真菌)、血管瘤、结节病或囊肿。

(3) 放射性核素检查：^{99m}锝用于了解肝脏的位置、形态、大小和探测肝内有无占位病变。脾脏可与肝同时显影，脾功能正常时，脾影较肝右叶淡，脾功能亢进时，脾影可浓于肝影，对脾内占位病变和浸润病变的诊断亦有意义。

3. 病理学检查

(1) 肝脏：肝穿刺活组织检查对诊断不明的肝脏肿大或疑为肿瘤者可明确诊断，如病毒性肝炎、自身免疫性肝炎、先天性代谢病、肝结核、肝癌、肝转移癌等。

(2) 脾脏：脾穿刺活组织检查对感染性疾病如结核、疟疾、真菌感染和非感染性疾病如结节病、淀粉样变、脂质储积病、淋巴瘤等疾病的诊断有意义。

(3) 骨髓：骨髓穿刺活组织检查对诊断白血病、血小板减少性紫癜、疟疾等有价值。

五、诊疗流程

肝脾肿大的鉴别诊断方法很多，一般来说，我们首先应该确定肝脾肿大的程度及其伴随的症状和体征；再根据相关检查结果，分析可能引起肝脾肿大的病因。其中影像学检查具有很高的参考价值，它不仅能确定肝脾肿大的程度，也有助于病因的诊断，如脂肪肝、肝硬化、脾大、肝癌、肝血管瘤等，都可以通过影像学检查比较直观地表现出来。影像学检查还有助于一些并发症的诊断，比如腹水和门脉高压。病理学检查及一些少见疾病的基因检测也有助于疾病的病因诊断。

六、治疗原则

(一)明确病因者应针对病因治疗

如慢性乙型和丙型肝炎及其相关肝硬化的抗病毒治疗、感染病主要是抗感染治疗、血液系统疾病的化疗等。

(二)肝功能异常的治疗

在积极病因治疗的基础上应给予相应对症治疗,包括保肝、降酶、抗炎、降低胆红素等药物治疗,必要时采用血液净化及人工肝治疗。

(三)脾功能亢进的治疗

一般应先治疗原发病,若出现明显的脾功能亢进可行脾切除,指征有:①脾大显著,引起明显压迫症状;②有血小板明显下降及出血情况;③严重贫血;④粒细胞缺乏症,有反复感染者。

(党双锁　张　欣)

第九节　淋巴结肿大诊治思路

淋巴结是人体重要的外周免疫器官,是淋巴细胞增殖、分化场所。按其位置可分为浅表淋巴结和深部淋巴结。正常淋巴结较小,直径多在 0.2 ~ 0.5cm,质地柔软,表面光滑,无压痛,与周围组织无粘连,常呈组群分布。正常人浅表淋巴结除颌下、颈、腋下及腹股沟外,一般均不易扪及。淋巴结肿大(lymphadenectasis)是常见的临床表现,导致淋巴结肿大病因繁多,临床需注意鉴别。

一、淋巴结肿大病因

(一)病毒感染

包括传染性单核细胞增多症(EB 病毒感染)、传染性淋巴细胞增多症、艾滋病(AIDS)、风疹、麻疹、病毒性肝炎、巨细胞病毒感染、水痘 - 带状疱疹等。

(二)细菌感染

包括布鲁菌病、白喉、结核病(血行播散)、麻风病、兔热病(土拉伦斯菌病)、鼠疫、皮肤炭疽、鼻疽病、非典型分枝杆菌感染等。

(三)螺旋体感染

如梅毒、钩端螺旋体病。

(四)寄生虫感染

包括弓形虫病、黑热病、丝虫病、锥虫病等。

(五)真菌感染

如组织胞浆菌病、球孢子菌病。

(六)衣原体感染

如性病性淋巴肉芽肿。

(七)立克次体感染

如猫抓病。

(八) 免疫性疾病

包括系统性红斑狼疮、Still 病(变应性亚败血症)、干燥综合征、类风湿性关节炎、混合结缔组织病、皮肌炎、血清病、移植物抗宿主病、原发性胆汁性胆管炎、自身免疫性淋巴增殖综合征等。

(九) 造血系统

包括白血病、淋巴瘤、免疫母细胞 T 细胞淋巴瘤、恶性组织细胞病、原发性巨球蛋白血症、重链病、朗格汉斯细胞增生症、类脂质沉积症、骨髓纤维化、Castleman 病、窦性组织细胞增生伴巨大淋巴结病、淋巴瘤样肉芽肿病等。

(十) 其他

包括药物反应、结节病、组织细胞增生性坏死性淋巴结炎、淀粉样变、严重高甘油三酯血症、甲状腺功能亢进、淋巴结炎性假瘤、淋巴结转移癌、疫苗接种等。

二、诊疗过程

淋巴结肿大的鉴别诊断过程通常包括以下环节:

1. 详细询问病史,包括年龄、性别、流行病学史、既往史及家族史等关键点。

2. 详细询问淋巴结肿大的发生发展过程及伴随症状。

3. 浅表淋巴结按一定顺序进行仔细查体,防止遗漏,并行 B 超检查。针对深部淋巴结检查通常借助影像学(B 超、CT、MRI 或 PET-CT)进行检查。

4. 行血常规,肿瘤标志物,EBV、CMV 的 IgM,自身免疫性抗体等检查,必要时行淋巴结活组织检查或骨髓检查,以尽早明确淋巴结肿大病因。

5. 明确患者淋巴结肿大原因后,应立即选择相应的治疗方案。

三、诊断步骤

(一) 病史要点

准确详实的病史对淋巴结肿大的诊断十分重要。注意流行病学资料、起病形式、发展过程、伴随症状等。

(二) 淋巴结肿大发生发展要点

按淋巴结肿大可分为以下两种:

1. 局部淋巴结肿大　从肿大淋巴结引流区域寻找炎症病灶,如化脓性扁桃体炎常引起颌下和颈淋巴结肿大;颈部淋巴结结核导致颈淋巴结肿大;足部感染、恙虫病、一期梅毒,性病淋巴肉芽肿可引起腹股沟淋巴结肿大;动物咬伤部位引流的局部淋巴结肿大,如猫抓病、鼠咬热、蛇咬伤等;恶性肿瘤转移导致局部淋巴结肿大,如原发性肝癌转移导致肝内淋巴结肿大等。

2. 全身淋巴结肿大　可见于多种病因,各种感染性病原体直接侵犯淋巴结或因感染导致的免疫反应,如传染性单核细胞增多症、钩端螺旋体病、恙虫病、布鲁菌病等;自身免疫性疾病引起的淋巴结肿大;肿瘤性疾病导致侵犯淋巴结,如淋巴瘤、白血病等。

(三) 淋巴结肿大伴随症状要点

1. 淋巴结肿大伴急性发热　大多系感染性疾病所致;伴周期性发热,多见于恶性淋巴瘤;局部淋巴结肿大伴低热、盗汗，常是淋巴结结核；全身淋巴结肿大伴发热，多见于传染性单核细胞增多症、白血病、淋巴瘤等。

2. 淋巴结肿大伴引流区域感染灶　如颌下、颏下淋巴结肿大伴扁桃体炎、牙龈炎，腋窝淋巴结肿大伴乳腺炎，耳后淋巴结肿大伴头皮部感染，左腹股沟淋巴结肿大伴左下肢丹毒，可诊断为非特异性淋巴结炎。

3. 淋巴结肿大伴疼痛　多为急性炎症引起，局部常伴有红、肿、热等炎症表现；而无痛性淋巴结肿大常见于恶性淋巴瘤或其他恶性肿瘤转移等。

4. 淋巴结肿大伴皮疹　可见于传染性单核细胞增多症、变态反应性疾病或恶性淋巴瘤。

5. 局部淋巴结肿大伴消瘦　多见于恶性淋巴瘤或其他恶性肿瘤、淋巴结结核等。

(四) 淋巴结物理检查要点

1. 视诊内容　包括局部皮肤颜色、是否隆起，有无皮疹、红肿、破溃、瘘管、瘢痕等。

2. 检测顺序　浅表淋巴结分布全身，为了避免漏查，应按顺序进行，避免遗漏，一般遵循从上至下、从左到右的原则，即：耳后、耳前、枕部、颌下、颏下、颈前、颈后、锁骨上窝、腋窝、滑车上、腹股沟和腘窝。

3. 触诊内容　包括部位、大小、数量、硬度、触痛、活动度、有无粘连，局部皮肤有无红肿、瘢痕、瘘管等。急性淋巴结炎时肿大淋巴结多柔软，表面光滑，常有触痛，无粘连；慢性感染时肿大淋巴结质地稍硬，疼痛轻微；无痛性淋巴结肿大通常见于恶性肿瘤转移或淋巴瘤，恶性淋巴瘤时质如橡皮，呈块状；淋巴结结核时肿大淋巴结大小不一，可与周围组织发生粘连，若发生干酪样坏死可触及波动；全身病毒感染时淋巴结肿大数目多，大多外形及大小相当，无显著肿大的。淋巴结肿大伴皮肤破溃、瘘管、瘢痕多见于结核淋巴结炎和放线菌病。

(五) 实验室检查要点

1. 淋巴结影像学检查

(1) 超声检查：全身浅表淋巴结均可进行超声检查，一般发现直径 > 2cm 的淋巴结判定为肿大。超声造影检查对肿大淋巴结病变性质可初步区分，如非特异淋巴结炎、结核性淋巴结和恶性淋巴瘤等。

(2) CT 及 PET-CT 检测：CT 检查一般发现深部直径 > 1.5cm 的淋巴结判定为肿大；而 PET-CT 能区分炎症性和肿瘤性淋巴结，由于其是全身扫描，所以能发现全身淋巴结和其他脏器的病变，利于全面了解病变分布情况，常用于鉴别诊断，但价格昂贵。

2. 淋巴结病理学检查

(1) 淋巴结穿刺活检：是确诊淋巴结病变的常用方法，其局限性是取材较少，有时不能做出明确诊断。但因其简便易行，常用于初筛，或摘取淋巴结困难的部位。近年，超声和 CT 引导下穿刺技术的发展，穿刺活检已适用于深部淋巴结。

(2) 淋巴结活检：在局麻下摘取完整淋巴结进行病理检查，与前者比较，其优点是能对完整淋巴结从外观、镜检到免疫组织化学等检查，因取材多而完整，确诊率高。

3. 其他辅助检查

(1) 血常规：①淋巴结肿大伴白细胞总数及中性粒细胞增多常见于细菌感染；②淋巴结肿大伴白细胞总数正常或减少而淋巴细胞增多者常考虑病毒感染；③传染性单核细胞增多症患者可发现异型淋巴细胞(10% ~ 20% 或更多)；④ Still 病患者外周血白细胞和中性粒细胞均增多；⑤嗜酸性

粒细胞增多提示寄生虫感染或嗜酸性粒细胞肉芽肿;⑥淋巴结肿大伴有外周血幼稚细胞者多为白血病;⑦结核病患者的外周血改变不明显。

(2) 其他:在怀疑感染时应进行病原体检查,包括涂片、培养、免疫学及分子生物学等的检查,根据具体情况选择最合适的方法进行。若高度怀疑肿瘤,可行肿瘤标志物检测。

(党双锁　张　欣)

第三章
感染性疾病专科检查

第一节　皮肤及面容检查

一、皮肤检查

(一) 皮疹

为全身性疾病的表现之一,是临床上诊断某些疾病的重要依据。皮疹种类繁多,常见于传染病、皮肤病、药物及其他物质所致的过敏反应等。其出现的规律和形态有一定的特异性,发现皮疹时应注意观察和记录存在的时间和发展顺序、分布部位、形态特征、大小与排列、颜色与表面情况以及有无自觉症状等。临床上常见的皮疹可见于如下几种:

1. 斑疹　表现为局部皮肤发红,一般不凸出皮面。见于斑疹伤寒、丹毒、风湿性多发性红斑等。

2. 丘疹　除局部颜色改变外,皮疹凸出皮肤表面。见于药物疹、麻疹及湿疹等。

3. 斑丘疹　在丘疹周围有皮肤发红的底盘称为斑丘疹。见于猩红热、风湿和药物疹等。

4. 玫瑰疹　为一种鲜红色圆形斑疹,直径为 2 ~ 3mm,是病灶周围血管扩张所致,多见于胸腹部。检查时拉紧附近皮肤或以手指按压可使皮疹消退,松开时又出现。为伤寒和副伤寒的特征性皮疹。

5. 出血点　根据其直径大小分为以下几种:瘀点:直径小于 2mm;紫癜:直径为 3 ~ 5mm;瘀斑:直径大于 5mm;血肿:片状出血点伴有皮肤显著隆起。检查时,较大面积的皮下出血易于发现,对于较小的瘀点应注意与红色的皮疹或小红痣进行鉴别。皮肤受压时,一般可褪色或消失的是皮疹,而不会褪色的是瘀点或小红痣。但小红痣触诊时可感到稍高于皮面,且表面有光亮。皮下出血可见于重症感染、造血系统疾病、某些血管损害性疾病及毒物或药物中毒等。

6. 疱疹　为局限性高出皮面的腔性皮损,颜色可因腔内所含液体不同而异。腔内液体为血清、淋巴液。直径小于 1cm 者为小水泡,可见于单纯疱疹、水痘等;直径大于 1cm 为大水泡。腔内含脓者为脓疱,脓疱可以原发也可由水疱感染而继发,可见于糖尿病足和烫伤患者。

(二) 黄染

皮肤黏膜发黄称为黄染,可表现为皮肤、巩膜的黄染。可见于黄疸、血胡萝卜素增高、长期服用含有黄色素的药物。

检查方法:观察全身皮肤有无黄染;双手拇指分别向上轻压住患者上睑,嘱患者向下看,观察上方的巩膜,双手拇指分别压住患者下睑,嘱患者向上看,观察下方的巩膜,观察有无黄染。

(三) 蜘蛛痣

皮肤小动脉末梢分支性血管扩张,形成的血管痣,形状似蜘蛛。多分布于上腔静脉分布的区域内,多见于肝功能减退或妊娠妇女。

检查者用棉签压迫蜘蛛痣的中心,其辐射状小血管网即褪色或消失,压力去除则又出现。

(四) 肝掌

大小鱼际处皮肤发红,加压后褪色。肝掌和蜘蛛痣可见于急、慢性肝炎和肝硬化。

(五) 皮肤弹性

常取手背或上臂内侧皮肤,用示指和拇指捏起,松手后观察皮肤复原情况,注意双侧对比。如皮肤皱褶能迅速平复为弹性正常,如平复缓慢为弹性下降。弹性下降多见于老年人、长期慢性消耗性疾病和重度脱水的患者。

(六) 水肿

可分为凹陷性水肿和非凹陷性水肿。用拇指按压胫前皮肤,松开手指后观察按压处皮肤有无凹陷及其程度,注意双侧对比。出现凹痕为凹陷性水肿,未出现凹痕为非凹陷性水肿。

水肿程度可分为轻、中、重度。根据病因可分为心源性水肿、肾源性水肿、肝源性水肿、营养不良性水肿、黏液性水肿、特发性水肿等。

二、面容

(一) 急性病容

面色潮红,兴奋不安,鼻翼扇动,口唇疱疹,表情痛苦。多见于急性感染性疾病,如肺炎链球菌肺炎,疟疾,流行性脑脊髓膜炎。

(二) 慢性病容

面容憔悴,面色晦暗或苍白无华,目光暗淡,表情忧虑。见于慢性消耗性疾病,如肝硬化、结核、恶性肿瘤等。

(三) 贫血面容

面色苍白,唇舌色淡,表情疲惫。见于各种原因所致的贫血。

(四) 肝病面容

面色晦暗,额部、鼻背、双颊有褐色色素沉着。见于慢性肝脏疾病。

(五) 肾病面容

面色苍白,眼睑、颜面浮肿,舌色淡,边缘有齿痕。多见于慢性肾炎、慢性肾盂肾炎等。

(六) 伤寒面容

表情淡漠,反应迟钝,少气懒言,呈无欲状态。多见于伤寒、脑脊髓膜炎、脑炎等高热衰竭等。

(胡建华　阮　冰)

第二节　咽部及扁桃体检查

咽部分为鼻咽、口咽、喉咽三个部分。

检查方法:患者取坐位,头略后仰。嘱患者口张大并发"啊"音。检查者右手持压舌板压于舌的前三分之二和后三分之一交界处,同时左手打开手电筒,可见软腭、腭弓、悬雍垂、扁桃体及咽喉壁等。

检查内容:注意观察咽喉壁有无红肿、充血、出血、分泌物、溃疡、瘢痕,扁桃体有无红肿、增大,隐窝内有无分泌物、假膜,有无腺样体增生,悬雍垂是否居中等。

扁桃体肿大分度:

Ⅰ度肿大:不超过咽腭弓。

Ⅱ度肿大:超过咽腭弓。

Ⅲ度肿大:达到或超过咽喉壁中线。

(胡建华　阮　冰)

第三节　浅表淋巴结检查

一、检查要求

浅表淋巴结主要包括头颈部、腋窝、滑车上、腹股沟和腘窝淋巴结。可进行视诊及触诊检查。

视诊:注意检查区域皮肤是否隆起,颜色有无变化,有无皮疹、瘢痕、瘘管等,还需注意全身状况。

触诊:发现有淋巴结肿大时,应记录其部位、大小、数目、质地、活动度、有无压痛、粘连、窦道等。

手法:检查者用示、中、环三指并拢,指腹平放于被检查部位的皮肤上进行由浅入深滑动触诊。

顺序:头颈部浅表淋巴结→腋窝淋巴结→滑车上淋巴结→腹股沟淋巴结→腘窝淋巴结。

二、不同部位浅表淋巴结检查

(一)头颈部浅表淋巴结检查

体位:坐位或仰卧位

顺序:耳前→耳后→乳突→枕后→颌下→颏下→颈前→颈后→锁骨上淋巴结。

耳前淋巴结:位于耳屏前方,注意双侧对比。

耳后淋巴结:位于耳后乳突表面,注意双侧对比。

枕后淋巴结:位于枕外隆凸下方。

颌下淋巴结:弯曲手指触诊,下颌骨内侧,注意双侧对比。

颏下淋巴结:弯曲手指触诊,颏下三角内,注意双侧对比。

颈前淋巴结浅组:胸锁乳突肌前缘浅表处、下颌角处,注意双侧对比(注意,此处不宜双侧同时按压检查)。

颈后淋巴结:胸锁乳突肌后缘浅表处、斜方肌前缘,注意双侧对比。

锁骨上淋巴结:弯曲手指触诊,锁骨与胸锁乳突肌所形成的夹角处,注意双侧对比。左手检查右侧淋巴结,右手检查左侧淋巴结。

(二)腋窝淋巴结检查

体位:坐位或仰卧位

手法:检查者右手握住患者右手,使患者前臂稍外展,嘱其放松肌肉,用左手置于患者右侧腋窝顶部,自腋窝顶部沿胸壁自上而下进行滑动触诊;检查者左手握住患者左手,使患者前臂稍外展,嘱其放松肌肉,用右手置于患者左侧腋窝顶部,自腋窝顶部沿胸壁自上而下进行滑动触诊。

顺序:先触诊腋尖群、中央群、胸肌群,然后再次举起患者上肢,检查者将手重新置于腋窝顶部再触诊肩胛下群、外侧群。

腋尖群:位于腋窝顶部,注意双侧对比。

中央群:位于腋窝内侧壁近肋骨及前锯肌处,注意双侧对比。

胸肌群:位于胸大肌下缘深部,注意双侧对比。

肩胛下群:位于腋窝后皱襞深部,注意双侧对比。

外侧群:位于腋窝外侧壁,注意双侧对比。

(三) 滑车淋巴结检查

体位:坐位

手法:右手检查左臂,以左手托住患者左前臂,用右手在患者左上臂滑车上部位由浅入深触诊;左手检查右臂,以右手托住患者右前臂,用左手在患者右上臂滑车上部位由浅入深触诊。

部位:上臂内侧,内上髁上方 3 ~ 4cm 处,肱二头肌与肱三头肌之间的间沟内,注意双侧对比。

(四) 腹股沟淋巴结检查

体位:仰卧位,下肢伸直。

顺序:先检查上群(水平组),再检查下群(垂直组)。

上群:位于腹股沟韧带下方,与韧带平行排列。

下群:位于大隐静脉的上段,沿静脉走向排列。

注意双侧对比。

(五) 腘窝淋巴结检查

位于小隐静脉和腘静脉的汇合处,注意双侧对比。

(胡建华　阮　冰)

第四节　胸　部　检　查

一、胸部视诊

分俯视和侧视,包括胸壁、胸廓和呼吸运动的视诊。

(一) 胸壁视诊

患者取坐位或仰卧位。主要观察有无皮疹、蜘蛛痣和静脉曲张。

(二) 胸廓视诊

患者取坐位或仰卧位。主要观察胸廓形态,有无桶状胸、扁平胸、肋间隙是否饱满、胸廓是否对称。

(三) 呼吸运动的视诊

患者取坐位或仰卧位。主要观察呼吸频率、节律、两侧是否对称。

二、胸部触诊

(一) 胸廓扩张度

患者取坐位,检查者将双手置于患者胸廓前下侧部,两拇指沿两侧肋缘指向剑突,手掌和手指置于两侧前胸壁。嘱患者深呼吸,观察双手随呼吸运动的动度及两侧是否一致。

(二) 语音震颤

患者取仰卧位,检查者用两手掌的尺侧缘置于患者两侧胸壁对称部位,嘱患者发同等强度的"yi"长音。自上而下,由内向外,两手交叉对比,观察两侧对称部位的语音震颤有无增强或减弱及是否一致。

(三) 胸膜摩擦感

患者取仰卧位,检查者将双手置于患者胸壁的前下侧部或腋中线的第5、6肋间。嘱患者深慢呼吸,注意感受是否触及犹如皮革相互摩擦的感觉。嘱患者屏住呼吸,重复上述检查。

三、胸部叩诊

间接叩诊方法:患者取坐位或仰卧位,检查者将左手中指第2指节紧贴于叩诊处,其余手指抬离胸壁,右手手指自然弯曲,用右手中指指端垂直叩击左手中指第2指骨远端。叩诊时以腕关节和掌指关节的活动为主,保持灵活、短促并富有弹性,同一部位连续叩击2次。板指平贴肋间隙,平行于肋骨,逐个肋间隙进行叩诊。叩诊肩胛间区时,板指与脊柱保持平行。

叩诊顺序:从锁骨上窝开始,分别沿锁骨中线、腋前线自上而下,逐一肋间隙叩诊。先叩诊前胸壁,然后两侧胸壁,最后背部。注意上下、左右、内外对比。

四、胸部听诊

(一) 呼吸音和啰音

患者取坐位或仰卧位。将听诊器置于胸壁,嘱患者平静呼吸,必要时深呼吸、屏气或咳嗽。从肺尖开始,自上向下,左右对比,分前胸、侧胸和背部。每处至少听1～2个呼吸周期。注意呼吸音是否清晰,有无增强或减弱,有无啰音,有无异常呼吸音。

(二) 语音共振

嘱患者用一样的声音强度重复发"yi"音,听诊器置于患者前、后胸壁,自上而下,左右对比。注意语音共振有无增强或减弱。

(三) 胸膜摩擦音

将听诊器置于两侧前下胸壁听诊,嘱患者深呼吸,注意吸气初和呼气末有无皮革摩擦样的声音。嘱患者屏气,注意摩擦音有无消失。

(胡建华　阮　冰)

第五节　腹　部　检　查

一、腹部视诊

分俯视和侧视,观察腹部外形、腹式呼吸、腹壁静脉及腹围等。

(一) 腹部外形

腹部平坦:平卧时,前腹壁位于肋缘至耻骨联合连线水平。

腹部膨隆:明显高于此连线高度。见于明显腹腔积液、腹腔积气等。

腹部凹陷:明显低于此连线高度。见于极度消瘦、重度脱水等。

(二) 腹式呼吸

正常成年男性和儿童以腹式呼吸为主,成年女性以胸式呼吸为主。

腹式呼吸增强见于胸部疾病,腹式呼吸减弱见于腹部疾病。

(三) 腹壁静脉

患者取仰卧位,检查者将示指和中指并拢放在曲张的腹壁静脉上,一根手指压住静脉向外滑动,挤出静脉内的血液至一定距离(约 2cm),放松该手指。另一根手指压住保持不动,观察静脉是否充盈。如迅速充盈,则血流方向是从放松手指端向紧压手指端。再用同样方法放松另一手指,观察有无静脉充盈,若无充盈,则确定血流方向正确。

上腔静脉阻塞——腹壁静脉血流方向由上向下

下腔静脉阻塞——腹壁静脉血流方向由下向上

门静脉高压症——腹壁静脉曲张,以脐为中心,向四周放射,呈水母头状

(四) 腹围测量

嘱患者排尿后,取平卧位,检查者用软尺于髂前上棘和脐水平连线中点处绕腹一周,以 cm 记数。注意疾病观察期间应动态测量。

二、腹部触诊

(一) 腹壁紧张度

患者取仰卧位,双腿屈曲。检查者将一手全手掌置于患者腹壁上,感受患者腹壁紧张度,然后以轻柔的手法触诊全腹部。一般先从左下腹开始,按逆时针方向进行,最后检查病痛部位。注意每次检查完一个部位后应抬离腹壁。

腹壁柔软——腹壁有一定张力,触之柔软,易压陷,见于正常人。

腹壁紧张度增加——腹壁张力增加,触之不易压陷,见于急性腹膜炎、气腹等。

板状腹——触之感腹壁强硬如木板,见于腹部空腔脏器穿孔。

腹壁柔韧感——触之感腹壁柔韧,似揉面感,见于结核性腹膜炎等。

(二) 压痛及反跳痛

患者取仰卧位,双腿屈曲。检查者将一手全手掌置于患者腹壁上,然后用手指指腹下压,观察并询问患者有无疼痛。若出现疼痛,手指在疼痛部位停留片刻,然后迅速松开手指,观察并询问患者疼痛有无加重。腹膜炎患者常有腹肌紧张、压痛、反跳痛,即腹膜刺激征。

在脐与右侧髂前上棘连线的中外三分之一交点处(即麦氏点)出现压痛、反跳痛,常提示阑尾炎的存在。

三、肝脏检查

(一) 触诊

体位:仰卧位,双腿屈曲。

1. 单手法触诊肝脏　先触诊肝右叶:右手三指合拢,掌指关节伸直,示、中指桡侧与肋缘平行,放置于患者右锁骨中线与脐平行水平向上进行触诊。手指不离开腹壁,随患者呼气时压向腹部深处,吸气时向前上迎触下移的肝脏。如此反复,逐渐向肋缘方向滑动,直至触及肝下缘或右肋缘。

再触诊肝左叶:手法同前,右手在前正中线自脐水平开始向上触诊肝左叶下缘。

2. 双手触诊肝脏　先触诊肝右叶:右手放置同单手法,左手置于患者右背部第 12 肋骨与髂嵴之间脊柱旁肌肉的外侧,触诊时左手向上推,并限制右下胸扩张,右手触诊方法同单手法。

再触诊肝左叶:右手放置同单手法,左手置于患者右背部第 12 肋骨与髂嵴之间脊柱旁肌肉的外侧,触诊时左手向上推,并限制右下胸扩张,右手触诊方法同单手法。

3. 检查内容　触到肝脏后,应注意其大小、质地、表面情况、有无压痛等。

(二) 叩诊

肝区叩击痛检查采用拳击叩诊法:检查者一手置于肝浊音区上,用另一手握拳轻轻叩击该手

背。同时,检查者应观察患者面部表情和疼痛引起的退缩反应,并询问患者有否疼痛。

四、脾脏检查

(一) 触诊

1. 双手法触诊脾脏　患者取仰卧位,双腿屈曲。检查者左手绕过患者腹前方,手掌置于左腰部第 9 ~ 11 肋处,将脾脏从后向前托起,右手掌平方于脐部,与左肋弓垂直,自脐平面开始随患者腹式呼吸,用示、中指桡侧端进行触诊,逐渐向肋缘移动,直到触及脾缘或肋缘。

2. 单手触诊脾脏　仅用右手,手法同双手法,仅在脾脏明显肿大而位置又比较表浅时采用。

3. 右侧卧位触诊脾脏　用于脾脏较小,仰卧位触不到时。嘱患者右侧卧位,右下肢伸直,左下肢屈曲,触诊手法同前。

4. 检查内容　若触到脾脏,应注意其大小、质地、表面情况、有无压痛等,并测量其大小。

5. 脾脏测量

第Ⅰ线:左锁骨中线上,肋缘至脾脏下缘的距离。

第Ⅱ线:左锁骨中线与肋缘的交点至脾脏最远点的距离。

第Ⅲ线:脾脏右缘距前正中线的距离。脾脏右缘超过前正中线位于腹右侧为正值,反之为负值。

6. 脾脏肿大的分度

轻度:脾缘不超过肋缘下 2cm。

中度:脾缘超过肋缘下 2cm,但不超过脐平面。

重度:脾缘超过脐平面或前正中线。

(二) 叩诊

采用轻扣法:沿左腋中线由上向下进行叩诊,正常脾脏浊音区在该线上第 9 ~ 11 肋间,宽 4 ~ 7cm,前方不超过腋前线。

五、肠鸣音听诊

患者取仰卧位,双腿屈曲,检查者将听诊器体件置于患者的脐周,听诊 1min 内肠鸣音次数。

正常肠鸣音:4 ~ 5 次 /min。

肠鸣音活跃:6 ~ 10 次 /min,见于急性胃肠炎、消化道出血等。

肠鸣音亢进:次数 > 10 次 /min,声音响亮且高亢,见于机械性肠梗阻等。

肠鸣音减弱:数分钟(3 ~ 5min)听到一次,声音减低,见于便秘、腹膜炎、胃肠功能减低等。

肠鸣音消失:连续 2min 以上未听见肠鸣音,见于麻痹性肠梗阻、腹膜炎等。

(胡建华　阮　冰)

第六节　腹 水 检 查

正常情况下,人体腹腔内有少量液体,对肠道蠕动起润滑作用。任何病理情况下导致腹腔内液体大于 200ml 时,称为腹水。

腹水的检查有以下方法:

(一) 水坑征叩诊法

当腹水量少,可让患者取肘膝位,使脐部处于最低部位,由侧腹部向脐部叩诊,如鼓音转为浊音,则提示有 120ml 以上腹水可能,即水坑征阳性。

(二)移动性浊音

当腹腔内有较多液体,一般大于 1 000ml 时可有移动性浊音阳性。检查时先让患者仰卧,从腹中部脐水平开始,向左侧叩诊,当鼓音变为浊音,左手板指固定不动,嘱患者右侧卧位,再叩诊又变为鼓音;同样方法向右叩诊。

(三)液波震颤(或称波动感)

当腹腔内的液体达到 3 000 ~ 4 000ml 以上时,可进行液波震颤的检查。检查时患者平卧,双腿屈曲,检查者以左手掌面贴于患者右侧腹壁,右手四指并拢屈曲,用指端叩击左侧腹壁(或以指端冲击式触诊),如有大量液体存在,则贴于腹壁的手掌有被液体波动冲击的感觉,即波动感。为防止腹壁本身的震动传导至对侧,可让另一个人将手掌尺侧缘压于脐部腹中线上,即可阻止之。

(胡建华　阮　冰)

第七节　肝性脑病检查

肝性脑病是由于急性 / 慢性肝细胞功能衰竭或广泛门 - 体静脉分流所并发的大脑功能障碍,表现为神经和精神异常症状和体征。

肝性脑病的临床体征有扑翼样震颤,严重者可出现共济失调、腱反射亢进、肌张力增高、踝阵挛、锥体束征阳性或阵发性惊厥、昏迷和病理反射阳性,晚期可表现为全身迟缓状。

扑翼样震颤:又称负性肌阵挛。让患者将上肢向前平举伸直,腕关节背屈,手指伸直,如出现腕和掌指关节快速而不规则的阵发性鸟翼拍击样的屈伸动作,即为扑翼样震颤体征阳性。

(胡建华　阮　冰)

第八节　脑膜刺激征及病理反射检查

一、脑膜刺激征

脑膜刺激征为脑膜受激惹的体征,见于脑膜炎、蛛网膜下隙出血和颅压增高等,主要包括颈项强直、凯尔尼格征、布鲁津斯基征。

(一)颈项强直

体位:患者去枕仰卧,两腿伸直,检查者站其右侧。

手法:左手托患者枕部,左右转动患者头部,感受患者被动运动时的阻力并询问有无疼痛,右手平放其胸骨上部胸壁上,掌心贴紧皮肤,左手适当用力托起头部作屈颈动作,重复 1 ~ 2 次,感受患者颈部有无抵抗感及程度,并询问有无疼痛。

阳性表现:有抵抗感或不能前屈并有痛苦表情。

(二)凯尔尼格征(Kernig's sign)

体位:患者取仰卧位,两腿伸直,检查者站其右侧。

手法:用左手固定患者左侧膝关节,右手托起患者左侧足跟部,屈髋、屈膝使其呈 90°,然后右手抬高患者的小腿使其伸膝。同样的手法检查另一侧。观察并询问患者有无疼痛。

阳性表现:被动伸膝关节过程中,在 135° 以内表现为伸膝受阻伴疼痛或屈肌痉挛。

（三）布鲁津斯基征（Brudzinski's sign）

体位：患者取仰卧位，两腿伸直，检查者站其右侧。

手法：左手托患者枕部作屈颈动作，右手置于患者胸前，观察患者有无屈髋、屈膝动作。

阳性表现：双侧膝关节和髋关节同时屈曲。

二、病理反射

病理反射指椎体束病损时，大脑失去了对脑干和脊髓的抑制作用而出现的异常反射。1 岁半以内的婴幼儿由于神经系统发育未完善，也可出现这种反射，不属于病理性。主要包括 Babinski 征、Oppenhein 征、Gordon 征和 Hoffmann 征。

（一）Babinski 征

体位：患者取仰卧位，两腿伸直，检查者站其右侧。

手法：检查者左手持患者踝部，右手用竹签沿患者足底外侧缘，由后向前至小趾根部并转向踇趾侧。同样手法检查另一侧。

阳性表现：踇趾背伸，余趾向背部呈扇形展开。

（二）Oppenheim 征

体位：患者取仰卧位，两腿伸直，检查者站其右侧。

手法：检查者用拇指及示指沿患者的胫骨前侧用力由上向下滑压。同样手法检查另一侧。

阳性表现：踇趾背伸，余趾向背部呈扇形展开。

（三）Gordon 征

体位：患者取仰卧位，两腿伸直，检查者站其右侧。

手法：检查时用手以一定力量捏压腓肠肌。同样手法检查另一侧。

阳性表现：踇趾背伸，余趾向背部呈扇形展开。

（胡建华　阮　冰）

第四章
感染性疾病临床技能基本操作

第一节　胸膜腔穿刺术基本操作

一、目的

胸腔穿刺术(thoracentesis)是指对有胸腔积液(或气)患者,为了诊断和治疗疾病的需要而通过胸腔穿刺抽取积液或气体的一种技术。

二、适应证

(一)诊断性穿刺

对原因未明的胸腔积液,作胸腔积液涂片、培养、细胞及生化学检查等,从而确定胸腔积液的性质,以进步明确疾病的诊断。

(二)治疗

1. 减轻胸腔大量积液、气胸引起的压迫症状。
2. 治疗脓胸。
3. 向胸腔内注射药物。

三、禁忌证

多脏器衰竭者禁忌胸腔穿刺;血友病及弥散性血管内凝血等出血倾向严重者。

四、器械准备

胸腔穿刺包(包括胸穿针1枚、消毒孔巾、消毒纱布、标本容器等)、无菌手套(2副)、弯盘、局部麻醉药(利多卡因100mg)、10ml或20ml的干燥注射器、消毒液(碘伏)、砂轮、油性画线笔、棉签、胶布等。

五、术前准备

1. 详细了解病史,向患者和/或法定监护人详细说明胸腔穿刺的目的、意义、安全性和可能发生的并发症。简要说明操作过程,解除患者的顾虑,取得配合,并签署知情同意书。

2. 实验室检查,如血常规、出凝血时间、活化部分凝血活酶时间及凝血酶原时间等。

3. 核查器械准备是否齐全。

4. 术者及助手常规洗手,戴好帽子和口罩。

六、操作方法与步骤

1. **体位** 多取坐位,面向椅背,两前臂置于椅背上,前额伏于手臂上。

2. **穿刺点** 在穿刺前应行必要的体检,不能仅仅根据X线及超声波检查报告来确定穿刺点,以免出现左右错误。如果抽液,应根据胸部叩诊选择实音最明显部位进行,胸腔积液多时一般选择肩胛线或腋后线7~8肋间作为穿刺点。如果抽气,多选择锁骨中线外侧第2肋间。为避免损伤血管和神经,选择在下一肋上缘进针。

3. **消毒** 用碘伏在穿刺点部位,自内向外进行皮肤消毒,消毒范围直径约15cm。解开穿刺包,术者戴无菌手套,检查穿刺包内器械,注意穿刺针是否通畅,胶管是否漏气及破损,并铺消毒孔巾。

4. **局部麻醉** 用2%利多卡因局部逐层浸润麻醉。

5. **取胸腔积液** 用血管钳夹住穿刺针后面的胶管,使之不漏气。左手固定穿刺部位皮肤,右手持穿刺针沿麻醉部位经肋骨上缘垂直、旋转、缓慢刺入,当有突破感时停止。接上注射器后,再松开止血钳(此时助手用止血钳固定穿刺针防止针头摆动及刺入肺脏),注射器抽满后再次用血管钳夹闭胶管才能取下注射器。将抽出液注入弯盘及专门准备的容器中。抽完液后拔出穿刺针,覆盖无菌纱布。稍用力压迫片刻,用胶布固定。

七、术后处理

1. 术后嘱患者卧位或半卧位休息30min,测血压并观察病情。

2. 根据临床需要填写检验单,分送标本。

3. 清洁器械及操作场所。

4. 做好穿刺记录。

八、注意事项

1. 操作前应向患者说明穿刺目的,消除顾虑;对紧张者可于术前30min给予地西洋(安定)10mg,或可待因0.03g以镇痛。

2. 操作中密切观察患者的反应,如有头晕、面色苍白、出汗、心悸、胸部压迫感或剧痛、昏厥等胸膜过敏反应,或出现连续性咳嗽、气短、咳泡沫痰等现象时,应立即停止抽液,并皮下注射0.1%肾上腺素0.3~0.5ml,或进行其他对症处理。

3. 一次抽液不应过多、过快,诊断性抽液,50~100ml即可减压抽液,首次不超过600ml,以后每次不超过1 000ml;如为脓胸,每次尽量抽尽。疑为化脓性感染时,助手用无菌试管留取标本,行涂片革兰染色镜检、细菌培养及药敏试验。检查肿瘤细胞,至少需要100ml,并应立即送检,以免细胞自溶。

4. 操作中要防止空气进入胸腔,始终保持胸腔负压。

5. 应避免在第9肋间以下穿刺,以免穿透膈肌损伤脏器。

6. 恶性胸腔积液,可注射抗肿瘤药或注射硬化剂诱发化学性胸膜炎,促使脏层与壁层胸膜粘连,闭合胸腔,防止胸腔积液重新积聚。具体方法是于抽液500~1 200ml后,将药物加生理盐水20~30ml稀释后注入。推入药物后回抽胸液再推入,反复2~3次。拔出穿刺针覆盖固定后,嘱病人卧床 2～4h,并不断变换体位,使药物在胸腔内均匀涂布。如注入药物刺激性强,可致胸痛,应在术前给布桂嗪(强痛定)等镇痛剂。

(何泽宝)

第二节 腹膜腔穿刺术基本操作

一、目的

用于检查腹腔积液的性质、给药、抽取积液,进行诊断和治疗。

二、适应证

1. 腹腔积液性质不明,抽液化验,协助诊断及判断病情。
2. 进行诊断性腹腔穿刺,明确腹腔内有无积血、积脓。
3. 腹腔内进行给药。
4. 大量腹水引起严重腹胀、胸闷、心悸、气短等症状。
5. 外科手术前行人工气腹。

三、禁忌证

1. 躁动不能合作。
2. 有肝性脑病先兆及肝性脑病。
3. 有明显出血倾向。
4. 电解质严重紊乱。
5. 腹腔内广泛粘连。
6. 腹部胀气明显。
7. 妊娠中后期。

四、操作前准备

(一) 患者准备

1. 签署知情同意书。
2. 过敏体质者需行利多卡因皮试。
3. 穿刺前先嘱患者排尿,以免损伤膀胱。

(二) 操作者准备

1. 核对患者信息,如姓名、性别、出生日期。
2. 评估患者病情、生命体征,明确适应证,排除禁忌证。
3. 解释操作的目的和必要性,告知患者操作过程中的相关注意事项。
4. 穿刺前测量患者的体重、腹围和生命体征。
5. 洗手、戴帽子和口罩。
6. 掌握腹腔穿刺术的相关并发症的诊断及处理。

(三) 物品准备

1. 操作环境 治疗室,保护患者隐私,室内温度不应低于 18℃,床的宽度最好大于 80cm。

2. 腹腔穿刺包(弯盘、止血钳、消毒碗、腹腔穿刺针、无菌洞巾、纱布、棉球、标本容器)。

3. 消毒物品,无菌手套,麻醉药,注射器,胶布等。

4. 其他物品　皮尺、多头腹带、盛腹水的容器、培养容器。如需给药,准备相关药物。

5. 检查各种物品的有效日期。

五、操作步骤

(一) 体检

穿刺前行腹部体格检查,叩诊移动性浊音。

(二) 摆体位

根据病情和需要可取平卧位、半卧位或稍左侧卧位。

(三) 选择穿刺点

1. 位置 1　脐与左侧髂前上棘连线中外三分之一交点处。此处不易损伤腹壁动脉。

2. 位置 2　脐与耻骨联合连线中点上方 1.0cm、偏左或偏右 1.5cm。此处无重要脏器且易愈合。

3. 位置 3　脐水平线与腋前线或腋中线交点。此处常用于诊断性穿刺。

4. 包裹性积液需要 B 超定位确定穿刺点。

(四) 常规消毒

以穿刺点为中心用碘伏消毒,自内向外,至少 2 遍,消毒范围直径约 15cm,不得留白,且第二次的消毒范围不超过第一次的范围。

(五) 打开穿刺包、戴手套

检查穿刺包有效日期,打开穿刺包,戴无菌手套。

(六) 检查器械

检查穿刺包内物品是否齐全及完整,检查消毒指示卡有效性,检查穿刺针是否通畅。

(七) 铺无菌洞巾。

(八) 局麻

核对局麻药,抽取 2% 利多卡因 2 ~ 5ml,在穿刺点自皮肤至腹膜壁层进行局部浸润麻醉。先在皮下打皮丘(直径 5 ~ 10mm),再沿皮下、肌肉、腹膜等逐层麻醉。进针时注意回抽,观察无血液,再注射局麻药。

(九) 穿刺

左手固定穿刺部皮肤,右手持腹腔穿刺针沿麻醉路径缓慢刺入,当感觉针尖抵抗突然消失时,表示针尖已穿过腹膜壁层,即可抽取和引流腹腔积液。穿刺过程中注意观察患者反应。当患者腹腔大量积液时,由于腹压高,应采取移行进针的方法,以防穿刺后穿刺点渗液。诊断性穿刺可直接用 20ml 或 50ml 注射器和 7 号针头进行穿刺。大量放液时可用针尾部连接橡皮管或引流袋的穿刺针穿刺引流。在放腹水时若流出不畅,可稍移动穿刺针或嘱患者轻微变换体位。

(十) 放腹水的速度和量

放腹水的速度不宜过快,以防因腹压骤降、内脏血管扩张而出现血压下降甚至休克等症状。一次性放腹水的量不宜过大,一般每次不超过 3 000 ~ 6 000ml;肝硬化患者第一次放腹水的量不要超过 3 000ml。

(十一) 标本收集送检

抽取的第一管液体应予舍弃。留取腹水于消毒试管中送检。腹水常规需 4ml 以上;生化需

2ml 以上;细菌培养需 5ml 以上注入相应培养瓶;病理需 250ml 以上。

(十二) 穿刺后处理

拔出穿刺针,消毒穿刺部位,覆盖无菌纱布,手指压迫数分钟,胶布固定,再用腹带将腹部包扎。

六、操作后处理

1. 术后再次测量腹围,复查生命体征,询问患者有无不适,交代患者注意事项,术后当天保持穿刺点干燥和清洁,并尽量取穿刺点朝上的体位。

2. 标本作好标记,及时送检。

3. 物品复原,污物的处理,注意垃圾分类。

4. 书写操作记录。

七、并发症及处理

(一) 肝性脑病

1. 操作前了解患者有无穿刺禁忌证,评估患者一般状况。

2. 放液速度不宜过快,每次放液量不宜过大。

3. 出现症状时及时停止抽液,按照肝性脑病处理。

(二) 出血及损伤腹腔脏器

1. 操作前核查患者的出凝血功能。

2. 操作时动作规范、轻柔,尽可能避开周边血管。

(三) 感染

1. 穿刺点局部皮肤感染,应避免行穿刺术。

2. 注意操作过程中严格遵照无菌操作原则。

3. 若发生感染,可按具体情况应用抗生素。

(四) 晕厥或休克

1. 放液速度不宜过快,每次放液量不宜过大。

2. 出现症状时立即停止抽液,卧床休息,并予补液、吸氧、使用肾上腺素。

(阮　冰)

第三节　腰椎穿刺术基本操作

一、目的

了解脑脊液的性质、测定颅内压力,是神经系统疾病特别是脑膜炎、脑炎最常用的检测手段之一。

二、适应证

1. 检查脑脊液的性质,协助诊断中枢神经系统的炎症、脱髓鞘、出血及脑膜癌等疾病。

2. 动态观察脑脊液变化以助判断病情、预后及指导治疗。

3. 测定颅内压力,判断颅内压异常疾病。

4. 注入造影剂行脊髓造影,判断低颅压脑脊液漏的位置,观察脊髓形态,辅助诊断脊髓蛛网膜炎等。

5. 注入药物,行鞘内化疗、注射抗生素治疗相应疾病。

6. 引流有刺激性脑脊液,减轻临床症状,降低颅内压。

7. 用于麻醉,如腰麻、硬膜外麻醉等。

三、禁忌证

1. 有颅内压明显升高(明显视乳头水肿)或有脑疝迹象者,特别是怀疑后颅窝占位性病变。

2. 穿刺部位或附近有感染者、脊柱结核或开放性损伤。

3. 脊髓压迫症的脊髓功能已处于即将丧失的临界状态者。

4. 休克,衰竭或濒危状态的患者。

5. 明显出血倾向,如血小板 < 50 000/μl,或明显凝血功能障碍(如 INR > 1.5,或正在使用肝素等药物)。

6. 既往有腰椎手术史者。

四、操作前准备

(一)患者准备

1. 核对患者信息,如姓名、性别、出生日期。

2. 评估患者病情、生命体征,明确适应证,排除禁忌证。

3. 解释操作的目的和必要性,签署手术同意书

4. 告知操作中患者配合和注意事项。

(二)操作者准备

戴口罩、帽子,规范洗手,操作前手消毒。

(三)物品准备

1. 操作环境:治疗室,保护患者隐私,室内温度不应低于 18℃,床的宽度最好大于 80cm。

2. 腰椎穿刺包(弯盘、腰椎穿刺针、洞巾、无菌纱布、止血钳、标本容器),无菌的脑脊液测压管。

3. 消毒物品,无菌手套,麻醉药,注射器、胶布等。

4. 检查各种消毒物品的有效消毒日期。

五、操作步骤

(一)摆体位

根据病情和需要可取左侧卧位或右侧卧位,背部与床面垂直,头部尽量向前胸屈曲,双手抱膝,使膝部尽量贴近腹部。

(二)选择穿刺点

以髂嵴最高点连线与后正中线的交点处为穿刺点(相当于 3 ~ 4 腰椎棘突间隙),也可在上一或下一腰椎间隙进行。

(三)常规消毒

以穿刺点为中心用碘伏消毒,自内向外,至少 2 遍,消毒范围直径约 15 厘米,不得留白。

(四)打开穿刺包、戴手套

检查穿刺包有效日期,打开穿刺包外层 3/4,戴无菌手套,再打开穿刺包外层剩余 1/4 及

内层。

(五) 检查器械

检查穿刺包内物品是否齐全及完整,检查消毒指示卡有效性,检查穿刺针是否通畅。

(六) 铺无菌洞巾

(七) 局麻

核对局麻药,抽取 2% 利多卡因 2 ~ 5ml,在穿刺点自皮肤至椎间韧带进行局部浸润麻醉,先回抽,观察无血液,再注射。

(八) 穿刺

左手固定穿刺部皮肤,右手持穿刺针以垂直背部的方向缓慢刺入,针尖斜面必须向上,可稍倾向头部方向,成人一般进针深度 4 ~ 6cm。当感觉两次突破感后可将针芯慢慢抽出,见脑脊液流出后再将针芯插入。穿刺过程注意观察患者反应。

(九) 测颅内压

用手固定穿刺针,嘱患者缓慢伸展头部及下肢,接上测压管测量压力。行压腹及压颈试验,以判断穿刺针头部是否进入蛛网膜下隙或是否存在椎管梗阻。

(十) 标本收集送检

无菌试管收集脑脊液 2 ~ 5ml 送检常规、生化、细胞学、病原学及其他特殊检查。第 1 管不能送检常规及细胞学检查,如需做培养应用无菌试管收集送检标本。

(十一) 回套针芯,拔出穿刺针,覆盖无菌纱布,消毒穿刺部位,纱布覆盖,胶布固定。

六、操作后处理

1. 术后再次复查生命体征,观察有无不适反应,有无并发症(如头痛、穿刺点渗血、渗液),交代患者去枕平卧 4 ~ 6 小时,术后 3 天保持穿刺部位干燥和清洁。

2. 脑脊液标本作好标记,及时送检。

3. 物品复原,污物的处理,注意垃圾分类。

4. 书写操作记录。

七、并发症及处理

(一) 头痛(最常见)

1. 原因　穿刺针过粗、穿刺技术不熟练、术后起床过早致穿刺口持续脑脊液渗漏,或过度引流脑脊液。

2. 表现　体位性头痛,大多穿刺后 24h 发生,可持续 5 ~ 8d,头痛常位于前额或后枕部,胀痛,伴耳鸣或耳闷,视力模糊,严重时出现恶心、呕吐,站立明显,平卧减轻。

3. 预防及处理　使用较细的针穿刺,针尖斜面位于人体矢状位,脑脊液收集量应控制在最小量,术后去枕平卧 4 ~ 6h。一旦出现腰穿后头痛,嘱患者平躺。鼓励患者多饮水,严重者静滴大量生理盐水。

(二) 脑疝(最严重)

1. 原因　在颅内压增高时,若穿刺中放脑脊液过快过多,可在穿刺中或术后数小时发生。

2. 表现　意识障碍,呼吸骤停,甚至危及生命。

3. 预防及处理　严格掌握适应证和禁忌证。如果颅高压者,必须腰穿,先甘露醇降颅压后进行腰椎穿刺。

(三) 出血

1. 原因　大多数损伤蛛网膜或硬脊膜的静脉所致。
2. 表现　通常出血量少,不引起症状。
3. 预防及处理　穿刺前保证凝血功能正常,血小板计数正常。

(四) 感染

1. 原因　细菌进入穿刺部位或蛛网膜下隙。
2. 表现　局部皮肤感染、颅内感染。
3. 预防及处理　严格无菌操作,穿刺局部有感染时避免腰椎穿刺。

(五) 下肢刺激性神经痛

1. 原因　穿刺针偏离正中线而触及马尾神经。
2. 表现　沿一侧下肢放射性闪电样疼痛。
3. 预防及处理　完全撤出穿刺针并重新矫正方向。

（何泽宝）

第四节　三腔二囊管留置基本操作

一、目的

用于食管胃底静脉曲张破裂出血的局部压迫止血。

二、适应证

经一般止血措施难以控制的食管胃底静脉曲张破裂出血。

1. 经输血、补液、药物止血等治疗仍难以控制出血时的临时应急措施。
2. 内科治疗效果不佳准备手术的过度期。
3. 手术后或内镜下注射硬化剂后再出血,一般止血措施无效。
4. 不具备紧急手术或内镜下硬化剂注射的条件。

三、禁忌证

1. 病情危重或无法配合。
2. 严重冠心病、高血压。
3. 咽喉食管占位性病变。
4. 拒绝接受三腔二囊管压迫止血治疗。

四、操作前准备

(一) 患者准备

1. 解释操作的目的和必要性、操作过程、可能出现的相关并发症,签署知情同意书。
2. 告知患者操作过程中需要配合的相关事项。

(二) 操作者准备

1. 核对患者信息,如姓名、性别、出生日期。
2. 评估患者病情、生命体征,明确适应证,排除禁忌证。

3. 洗手、戴帽子和口罩。

4. 掌握三腔二囊管放置的相关并发症的诊断及处理。

(三) 物品准备

1. 三腔二囊管：检查导管腔是否通畅，两个气囊是否漏气。标记三个腔的通道和长度。测试两个气囊的注气量。

2. 其他物品：血压计、听诊器、手电筒、压舌板，注射器、止血钳、镊子、治疗碗、手套、无菌纱布、液体石蜡、绷带、胶布、棉签、治疗巾、冰冻生理盐水。

3. 检查各种物品的有效日期。

五、操作步骤

(一) 摆体位

协助患者取平卧位、头偏向一侧或侧卧位。

(二) 润滑

1. 用液体石蜡润滑三腔二囊管的前 50 ~ 60cm，用注射器抽尽两个囊内的残气并夹闭导管。

2. 铺治疗巾，润滑一侧鼻孔。

(三) 插管

1. 经已润滑的鼻孔插入三腔二囊管，入管约 15cm 时检查口腔以防反折，达咽喉部时嘱患者配合做吞咽动作，注意勿插入气道。

2. 当入管约 65cm 时，检查管头端是否已达胃内。

(四) 胃囊注气

1. 用 50ml 注射器向胃囊内注入约 250 ~ 300ml 空气。用压力计测定囊内压，使其保持在 40mmHg。

2. 用止血钳夹闭胃囊的管口，以防气体外漏。

3. 将三腔二囊管向外牵拉，使已膨胀的胃囊压住胃底部，注意牵拉勿用力过度。

4. 将三腔二囊管固定于患者面部。

(五) 抽胃内容物

1. 经胃管用注射器抽出胃内容物后，将胃管连接胃肠减压器，注意观察是否有血液吸出。

2. 或每隔 15 ~ 30min 用注射器抽吸一次胃液，观察出血是否停止，若胃肠减压器或抽吸胃液无血液，表明压迫止血有效。

3. 每隔 12 ~ 24h 放气 30min，避免压迫时间过久致胃黏膜损伤。

(六) 食管囊注气

1. 用 50ml 注射器向食管囊内注入约 100 ~ 150ml 空气。用压力计测定囊内压，使其保持在 40mmHg。

2. 用止血钳夹闭食管囊的管口，以防气体外漏。

3. 每隔 6 ~ 12h 放气 30min，避免压迫时间过久致食管黏膜损伤。

(七) 出血停止后拔管

1. 停止出血 24h 后，先放食管囊内气体，然后放胃囊气体，注意观察是否仍有出血。

2. 继续观察 24h，若无出血，即考虑拔出三腔二囊管。

3. 拔管前患者先口服液体石蜡 20ml，然后抽尽两个囊内的气体，再缓慢拔出三腔二囊管。

六、操作后处理

1. 术后再次复查生命体征,观察有无不适反应,有无并发症。
2. 物品复原,污物的处理,注意垃圾分类。
3. 书写操作记录。

七、并发症及处理

(一) 黏膜损伤

1. 原因　插管技术不熟练、操作动作粗暴、短期内多次插管、压迫时间过长或间隔放气时间过短。
2. 预防及处理　三腔二囊管外充分涂抹液体石蜡,操作时动作轻柔、熟练,定时放气。

(二) 心动过缓

1. 原因　膨胀的气囊压迫胃底,导致迷走神经张力增高。
2. 预防及处理　立即抽出胃囊内气体,吸氧。

(三) 呼吸困难

1. 原因　插管时三腔二囊管未完全通过贲门,胃囊嵌于贲门处即充气;气囊漏气致脱出阻塞咽喉部;气囊充气不足滑脱致阻塞咽喉部。
2. 预防及处理　插管前按插胃管法量好长度,并于管上做好标记,入管长度应超过此标记处。如为插管深度不够所致,则应立即将气囊放气;如为气囊漏气致脱出阻塞咽喉部,则应立即剪断导管,放尽气囊内气体后拔管;如为气囊充气不足滑脱所致,则应放尽气囊内气体后,再次将管插入胃内,长度超过标记处,重新充气应充分。

(四) 食管穿孔

1. 原因　患者不予配合、操作动作粗暴、压迫时间过久或间隔放气时间多段。
2. 预防及处理　操作者动作轻柔、娴熟,定时放气。

（阮　冰）

第五节　肝脓肿穿刺术基本操作

一、目的

超声引导下的经皮穿刺,用于诊断和治疗肝脓肿,具有操作简单、创伤小、疗程短、并发症少和费用低等优点。

二、适应证

1. 临床疑似肝脓肿,而超声显示肝内低回声或混合回声病灶,需明确诊断。
2. 较大单发性肝脓肿(直径 ≥ 3cm),采用超声引导下粗针穿刺抽吸。
3. 对于多发性肝脓肿,可一次穿刺抽吸 2 ~ 3 个病灶。
4. 仅内科抗感染治疗无效。

三、禁忌证

1. 患者躁动或昏迷而无法配合。

2. 脓肿尚未成熟,脓腔尚未完全液化。

3. 直径 < 3cm 的肝脓肿,经抗生素及理疗后,脓肿会逐渐吸收,无需穿刺。

4. 穿刺部位皮肤感染。

5. 穿刺路径无法避开大血管和重要脏器。

6. 有明显出血倾向,严重贫血,全身状况极度衰弱。

7. 肝占位无法排除动脉瘤或血管瘤合并感染者。

8. 伴有腹膜炎或其他需要手术治疗的疾病。

9. 严重心肺肾疾病或脏器功能障碍。

四、操作前准备

(一) 患者准备

1. 解释操作的目的和必要性、操作过程、可能出现的相关并发症,签署知情同意书。

2. 告知患者操作过程中需要配合的相关事项。

3. 过敏体质者需行利多卡因皮试。

4. 穿刺前一周内完善血常规、肝肾功能、凝血功能、病毒常规四项、胸部影像学和腹部超声等检查。穿刺当天完善心电图检查。

5. 术前禁食 4 ～ 6h 并排空膀胱。

(二) 操作者准备

1. 核对患者信息,如姓名、性别、出生日期。

2. 评估患者病情、生命体征,明确适应证,排除禁忌证。

3. 解释操作的目的和必要性,告知患者操作过程中的相关注意事项。

4. 术前半小时内监测患者血压、脉搏等生命体征。

5. 洗手、戴帽子和口罩。

6. 掌握肝脓肿穿刺术的相关并发症的诊断及处理。

(三) 物品准备

1. 操作环境　治疗室,保护患者隐私,室内温度不应低于 18℃,床的宽度最好大于 80cm。

2. 穿刺枪、一次性穿刺活检针(必要时)、无菌洞巾、纱布、棉签、2% 利多卡因、注射器、10% 福尔马林(必要时)、敷贴、腹带、沙袋等。

3. 消毒物品、无菌手套、注射器、胶布等。

4. 检查各种物品的有效日期。

五、操作步骤

(一) 摆体位

根据病情和需要可取仰卧位、左侧卧位或右前斜位。

(二) 选择穿刺点

超声探察肝脏,根据病灶部位、大小与周围血管的关系选择距体表最近,病变显示最清晰且安全的穿刺点、穿刺路径和进针深度。

(三) 常规消毒

以穿刺点为中心用碘伏消毒,自内向外,至少 2 遍,消毒范围直径约 15cm,不得留白,且第二次的消毒范围不超过第一次的范围。

(四) 铺无菌洞巾

(五) 局麻

核对局麻药,抽取 2% 利多卡因 2 ~ 5ml,在穿刺点自皮肤至肝被膜进行局部浸润麻醉。进针时注意回抽,观察无血液,再注射局麻药。

(六) 穿刺

先用细穿刺针,在实时彩色超声显示下,探头置穿刺部位并调整穿刺引导线,使病灶与荧屏上的穿刺引导线重叠,将穿刺引导针插入导向器内并刺入皮下,嘱患者屏住呼吸,然后将穿刺针沿引导针快速刺入病灶,如遇抵抗感突然消失,表明穿刺针已进入脓腔内并保持针尖在脓肿的中部。穿刺过程注意观察患者反应。

(七) 抽脓

嘱患者平稳缓慢呼吸,拔出针芯,用注射器抽净脓腔。脓液根据需要进行相关检查。

(八) 冲洗脓腔

用生理盐水或甲硝唑等液体反复冲洗脓腔。冲洗液澄清后抽尽,再根据情况注入相应的抗生素保留在脓腔内。注意全过程应在超声监视下进行,根据脓腔缩小情况可随时调整针尖位置,以便抽尽脓腔深部和底部的脓液。

(九) 拔针后处理

在超声监视下,沿穿刺路径往回拔针,拔针后消毒穿刺部位,覆盖无菌纱布并按压数分钟,胶带固定,加压小沙袋,并用腹带将下胸部扎紧。

六、操作后处理

1. 术后再次复查生命体征、血常规等,观察有无不适反应,有无并发症,交代患者静卧 8 ~ 12h。

2. 术后 2 ~ 3 天复查 B 超,决定是否进行下一次治疗。术后 3 天保持穿刺部位干燥和清洁。

3. 使用抗生素前穿刺抽出的脓液做好标记,及时送检。

4. 物品复原,污物的处理,注意垃圾分类。

5. 书写操作记录。

七、并发症及处理

(一) 肝脏出血

1. 操作前核查患者的出凝血功能。

2. 操作时动作规范、轻柔,尽可能避开周边血管。

3. 操作过程应取得患者的有效配合。

(二) 胆道和 / 或右肾损伤

1. 超声探察时应仔细、全面、准确,确定穿刺路径时应避开胆道、右肾。

2. 准确测量进针长度,切勿伤及胆道、右肾。

3. 操作过程应取得患者的有效配合。

(三) 腹腔感染

1. 操作过程应保持穿刺针位于脓腔内,防止脓液扩散。

2. 注意操作过程中严格遵照无菌操作原则。

3. 若发生感染,可按具体情况应用抗生素。

(四)胸腔感染

1. 正确选择穿刺部位,防止穿刺到胸腔。
2. 注意操作过程中严格遵照无菌操作原则
3. 若发生感染,可按具体情况应用抗生素。

(阮　冰)

第六节　肝穿刺活组织检查术基本操作

　　肝穿刺活组织检查术在指导临床治疗和评估疾病预后等方面具有重要的地位和作用,特别是对疑难肝脏疾病的确诊至关重要。肝穿刺活组织检查术临床应用的目的主要为诊断疾病、评估病情、协助制订临床治疗策略。

一、肝组织活检术的分类

　　肝穿刺活组织检查术主要分类为:经皮肝穿刺活组织检查、经颈静脉肝穿刺活组织检查、外科/腹腔镜肝活组织检查、栓塞肝穿刺活组织检查、超声内镜引导下肝穿刺活组织检查。上述5种方法各有优缺点,临床医师需要根据患者及临床工作的实际情况进行选择。

　　不同的活检方法其适应证和禁忌证是有所不同的。下面主要以经皮穿刺肝活检术为例,介绍其适应证和禁忌证、术前准备、穿刺步骤及术后观察护理等。

　　经皮肝穿刺活组织检查是目前临床最常用的肝活组织检查方法,常通过超声或者 CT 实时引导下进行,可以在临床常规开展,相关的临床不良事件报道率较低。可以多次、多点取样,保证了充足的穿刺样本量,减少重复穿刺导致组织损伤及肿瘤针道转移的风险。

二、经皮肝穿刺活组织检查术的临床应用

(一)适应证

1. 肝功能异常原因不明的;
2. 肝肿大原因不明的;
3. 肝硬化原因不明者;
4. 门脉高压不明原因的诊断;
5. 不明原因黄疸或肝内胆汁淤积的诊断和鉴别诊断;
6. 对病毒性肝炎的病因、类型诊断,病情随访,疗效考核及预后的判断;
7. 慢性乙型肝炎的分级分期诊断;
8. 慢性肝病的鉴别诊断;
9. 肝内占位性病变的性质确定;
10. 不明原因发热,如淋巴瘤的诊断;
11. 感染性疾病的诊断和鉴别诊断,如肉芽肿病、结核、布鲁杆菌病、组织孢浆菌病、球孢子病、梅毒等疾病的诊断。

(二)禁忌证

1. 患者不能配合,或者有精神病或神志不清不能合作者;
2. 有出血倾向者,如血友病、凝血时间明显延长、血小板明显降低者、海绵状肝血管病;
3. 严重肝外阻塞性黄疸伴胆囊肿大者;

4. 大量腹水或肝前腹水多者;

5. 严重贫血或一般情况差者;

6. 肝脏右叶明显缩小者;

7. 肝占位疑为肝包虫病或肝血管瘤者;

8. 右侧脓胸、膈下脓肿、胸腔积液、穿刺局部感染,影响进针者;

9. 严重高血压(收缩压大于 24kPa)者;

10. 严重心肺肾疾病或其功能衰竭者。

(三) 并发症

1. 常见并发症　包括穿刺部位疼痛不适、放射至右肩的疼痛和短暂的上腹痛;穿刺部位和肝内少量出血。

2. 少见并发症　严重低血压、气胸、血胸、腹腔出血、胆道出血、心律失常、胆囊穿孔、胆汁性腹膜炎、误穿其他脏器如肾脏、胰腺等;死亡发生率在 0% ~ 0.33%。

三、肝穿刺活组织检查术前准备工作

1. 详细告知患者肝穿刺的收益及可能出现的风险,让患者了解穿刺目的、术中术后可能出现的并发症,向患者说明穿刺时患者需要配合的注意事项,消除患者紧张和恐惧心理,取得患者术中配合,并签署知情同意书。

2. 至少在穿刺前一周,完善常规检查,如肝脏生化、凝血功能、血常规、胸部影像学和腹部超声检查,手术当天术前行心电图检查,穿刺前一周内避免使用抗凝药物,包括华法林、非甾体抗炎药等。

3. 术前半小时内监测血压、脉搏,排空小便。

4. 穿刺物品准备:穿刺枪、一次性穿刺活检针、洞巾、纱布、消毒液、棉签、2% 利多卡因、5ml 注射器、10% 福尔马林、一次性敷贴、腹带。

5. 手术房间温度调至适宜温度。

四、穿刺步骤

以床旁超声定位肝穿刺活组织检查为例:

1. 铺好腹带,患者取仰卧位,暴露肝区。

2. 一般选取第 7 ~ 8 肋间腋中线处,或其他肋间肝脏较厚处(肝包膜至最厚处 ≥ 6cm),避开大的血管、囊肿、其他脏器等,确定进针方向并测量表皮至肝包膜的厚度,做好穿刺点标记。

3. 常规皮肤消毒和铺洞巾,自穿刺点往外消毒,直径达 15cm。

4. 5ml 注射器吸取 2% 利多卡因 2 ~ 3ml,于穿刺点进针,由皮肤逐层麻醉至肝包膜,针头触及肝包膜时应快速回抽,以免划伤包膜。

5. 使用全自动组织活检枪和 16G 穿刺针至肝包膜下,扣动扳机,快速切割组织并拔出穿刺针,检查针头处肝组织长度,穿刺部位压迫止血。

6. 将肝组织置于福尔马林中送检。

7. 确定穿刺部位无活动性渗血后,一次性敷贴覆盖创面,腹带加压包扎。

五、肝穿刺活组织检查术后护理

穿刺后建议至少卧床休息两小时,每隔 15min 测一次血压、心率、呼吸等生命体征,之后两个小时每隔 30min 监测上述指标,之后可以间隔 1h 监测生命体征,若穿刺后 6h 未出现相关并发症,可考虑出院,因为大部分并发症出现在前 2h。穿刺当天晚上必须有陪护,且患者最好在 30min 内可以回到医院。有报道指出,在穿刺后 15d 依然有发生迟发性出血的风险,因此建议,穿刺后 15d 之内避免负重及剧烈运动。肝穿术后的患者建议常规应用止血药物,如维生素 K1 等,饮食宜清淡。

六、标本的质控及预处理

我国肝胆肿瘤及移植病理协作组根据我国实际情况,建议肝穿刺组织至少≥ 6 个完整的汇管区。对于肝占位性病变的患者,建议病灶和周边肝组织各穿刺 1 条组织,以便用于对照。建议采用 16G 活检针,以获得较大的组织切面。常规活组织检查标本采用福尔马林固定,怀疑特殊疾病的,需根据情况选择固定液,如糖原累积症需使用 95% 酒精固定,遗传代谢性疾病应同时留取组织采用戊二醛固定送电镜检查,如考虑感染性疾病可考虑送细菌培养或高通量基因检测。

(许夕海　李家斌)

第五章
感染性疾病辅助检查结果判读

第一节 肝功能检查结果判读

一、相关酶及同工酶测定

(一)丙氨酸氨基转移酶与天冬氨酸氨基转移酶

1. 丙氨酸氨基转移酶(alanine aminotransferase,ALT) ALT 参与体内蛋白质或氨基酸在体内的转化,ALT 的半衰期为 47h ± 10h。ALT 广泛存在于人体各种组织和器官中,以肝脏细胞的细胞浆中最多,细胞内浓度高于血清中 1 000 ~ 3 000 倍。故当肝细胞膜损害时,ALT 就会从肝细胞溢出细胞,只要有 1% 的肝细胞被破坏,就可以使血清酶增高一倍,是肝脏病变程度的重要指标。

ALT 升高多见于肝胆疾病如病毒性肝炎、肝癌、肝硬化活动期、中毒性肝炎、脂肪肝,胆结石,胆管炎,胆囊炎;心血管疾病如心肌梗死、心肌炎、心功能不全时的肝淤血、脑出血等;骨骼肌病如多发性肌炎、肌营养不良等。在急性肝炎过程中,血清 ALT 活性高低多与临床病情轻重相平行。

2. 门冬氨基转移酶(aspartate aminotransferase,AST) AST 存在于组织细胞中,其中心肌细胞中含量最高,其次为肝脏,血清中含量极少。AST 的半衰期为 17h ± 5h。AST 有两种同工酶,存在于胞质中的称为胞质 AST(c-AST);存在于线粒体中的称为线粒体 AST(m-AST)。AST 主要存在于肝细胞线粒体内,当肝脏发生严重坏死或破坏时,才能引起谷草转氨酶在血清中浓度偏高。AST 的来源需要结合 ALT、LDH 和 HBDH 等化验指标具体判断。

AST 升高常见于:急性肝炎、药物中毒性肝坏死,肝癌,肝硬化,慢性肝炎,心肌炎,胸膜炎,肾炎及肺炎;进行性肌营养不良,皮肌炎,挤压性肌肉损伤时也可升高。ALT 不高或轻微增高而 AST 明显增高时注意肝外因素损害,最常见于心肌损害。

3. AST/ALT 正常组 AST/ALT 大都小于 1.2,AST/ALT 值为 0.75。肝细胞坏死时 ALT 和 AST 就会升高。两者的比值主要意义在于协助鉴别诊断肝脏损害原因。如急性肝损伤,AST/ALT < 1;慢性活动性肝炎,1 < AST/ALT < 2;酒精性肝炎,2 < AST/ALT < 3;肝癌,AST/ALT > 3。此指标需要结合 ALT、AST 综合分析,切忌孤立看待。

在判断结果时,应注意下列事项:

(1)各种肝病均可引起血清转氨酶升高,但大于正常 10 倍的血清转氨酶主要见于急性病毒性或药物性肝炎、休克时肝缺氧和急性右心衰竭时肝淤血。

(2) 在急性肝病时,血清转氨酶水平与肝损害程度不成比例。这是由于肝病时转氨酶升高除酶从坏死的肝细胞释放外,还因为残存的肝细胞可以过度生成转氨酶。典型肝炎时,肝损害以肝细胞变性为主,大量未坏死的肝细胞过量生成转氨酶,导致血清中酶水平显著升高,而重型肝炎时,肝细胞坏死殆尽,无能力生成转氨酶,以致血清中酶水平无显著升高。

(3) 慢性肝病时,转氨酶水平反映了疾病的活动性。如果转氨酶高于正常 10 倍伴球蛋白升高1 倍,且持续 8 周以上,几乎可肯定为慢性活动性肝病。

(4) 胆道疾病时转氨酶也升高,一般不超过正常的 8 倍。少数胆总管结石患者,转氨酶可高达正常 10 倍以上,但 24 ~ 48h 后即大幅度下降或降至正常范围。

(5) 酒精性肝病时转氨酶轻度升高,此可能与酒精耗竭了作为 ALT 辅酶的吡哆醛有关。

参考值:ALT < 40IU/L;AST < 40IU/L;ALT/AST ≤ 1。

(二) 胆碱酯酶

胆碱酯酶(cholinesterase,CHE)分为两大类:真性胆碱酯酶也称乙酰胆碱酯酶(ACHE)存在于红细胞、肺、脑组织、中枢神经灰质、交感神经节等处,主要作用是水解乙酰胆碱。假性胆碱酯酶(PCHE)或丁酰胆碱酯酶存在于中枢神经白质、血液、肝脏、胰腺、胰系膜和子宫等中,除可作用于乙酰胆碱外,还可作用于其他胆碱类化合物。血清胆碱酯酶活性是反映肝脏疾病慢性化、肝细胞储备功能和再生功能的良好指标之一。含有机磷的杀虫剂能抑制红细胞内真性胆碱酯酶和血清中的假性胆碱酯酶。

胆碱酯酶(CHE)增高可见于甲亢、糖尿病、肾病综合征及脂肪肝。慢性肝炎、肝硬化、肝癌时如胆碱酯酶活性持续降低且无回升迹象,多提示病情严重,预后不良。

参考值:300 ~ 800U/L。

(三) γ-谷氨酰转肽酶

γ- 谷氨酰转肽酶(gamma glutamyl transpeptidase,GGT)在体内分布较广,按其活性强度的顺序排列依次为:肾脏、前列腺、胰腺、肝脏、脾脏、肠、脑等。血清中的 GGT 主要来自肝脏,少量来自肾脏、胰腺。GGT 在肝内 90% 为膜结合型,分布在肝细胞膜及毛细胆管的上皮,在胆汁淤积时、肝内合成亢进(如慢性肝炎、肝硬化)、肝癌产生特异性的 GGT 同工酶等情况下可升高。

GGT 在反映慢性肝细胞损伤及其病变活动时较转氨酶敏感。GGT 偏高见于肝内和肝外梗阻性黄疸,肝炎,肝硬化,酒精或药物性肝损害。在急性肝炎恢复期 ALT 活性已正常,如发现 GGT 活性持续升高,即提示肝炎慢性化;慢性肝炎即使 ALT 正常,如 GGT 持续不降,在排除胆道疾病情况下,提示病变仍在活动;慢性持续性肝炎 GGT 轻度增高;慢性活动性肝炎 GGT 明显增高;肝细胞严重损伤,微粒体破坏时,GGT 合成减少,故重型肝炎、晚期肝硬化时 GGT 反而降低。

参考值:GGT < 50U/L。

(四) 碱性磷酸酶

血清中的 ALP 碱性磷酸酶(alkaline phosphatase,ALP)主要来源于肝脏、骨骼、少部分来自小肠和妊娠期胎盘组织,肾脏也有极少量,肝细胞产生的 ALP 一般从胆道排入小肠。ALP 分为ALP1 ~ ALP6 六种同工酶,ALP1 是细胞膜组分和 ALP2 的复合物;ALP2 来自肝脏;ALP3 来自骨骼;ALP4 来自妊娠期胎盘;ALP5 来自小肠;ALP6 是 IgG 和 ALP2 的复合物。

ALP 活性是胆道梗阻、肝内阻塞的灵敏指标,也可以辅助判断肝病的预后。ALP 偏高:骨骼疾病如佝偻病、软骨病、骨恶性肿瘤、恶性肿瘤骨转移等;肝胆疾病如肝外胆道阻塞、肝癌、肝硬化、毛细胆管性肝炎等;其他疾病如甲状旁腺机能亢进。血清 ALP 高于正常的 2.5 倍,转氨酶不超过正常的 8 倍,90% 为胆汁淤积;反之,90% 为病毒性肝炎。在重型肝炎患者,如该酶下降,常提示肝细胞严重广泛损害。胆汁淤积时血清 ALP 升高往往和胆红素平行,肝内占位性病变尤其是肝癌时,即使无黄疸,ALP 也常升高。ALP 检测的缺点是骨病时也升高。

偏低:重症慢性肾炎、儿童甲状腺机能不全、贫血等。

参考值:40 ~ 110U/L。

(五) 乳酸脱氢酶及其同工酶

乳酸脱氢酶(lactate dehydrogenase,LDH)广泛存在于人体各组织中,LDH 共有五种同工酶:LDH1 ~ 5,其中 LDH1 主要存在于心肌内,LDH5 主要存在于横纹肌和肝细胞内。正常人血清 LDH2 > LDH1 > LDH3 > LDH4 > LDH5,心肌病变时 LDH 升高,LDH1 > LDH2,肝病时 LDH5 升高,LDH5 > LDH4。一般在胆道疾患或阻塞性黄疸早期未累及肝实质时,不出现 LDH5 > LDH4,仍为 LDH4 > LDH5。值得注意的是,在骨骼肌疾病和损伤时,也会出现类似变化,临床上诊断各型肌萎缩也常测定 LDH 及 LDH 同工酶,早期常为 LDH5 升高,但在晚期 LDH1 和 LDH2 也升高。

羟丁酸脱氢酶(HBDH)是含有 H 亚基的 LDH1 和 LDH2 的总称,对于诊断心肌疾病有意义,同时因肾脏也存在,故当 HBDH 显著增高时需注意泌尿系肿瘤可能。HBDH 与 LDH 二者差值为同工酶3、4、5 的总和,肝脏以 LDH5 为主、其次为 LDH4。当 LDH 增高时需观察是否因 HBDH 增高而增高,如因 HBDH 增高为主,优先考虑心肌损害可能;如 HBDH 不增高或增高不明显,结合 ALT 值可反映肝脏损害。

参考值:80 ~ 500U/L(37℃)。

(六) 腺苷酸脱氨酶

腺苷酸脱氨酶(adenosine deaminase,ADA)活性是反映肝损伤的敏感指标,可作为肝功能常规检查项目之一,与 ALT 或 GGT 等组成肝酶谱能较全面地反映肝脏病的酶学改变。但血清 ADA 测定有转氨酶不具备的优点:①临床上发现急性肝炎恢复期,ADA 升高的阳性率高于转氨酶,提示反映肝炎的残余病变方面较后者为优;②慢性肝病尤其肝硬化 ADA 阳性率高于转氨酶;③阻塞性黄疸时,ADA 正常,故有助于鉴别黄疸。

(七) 单胺氧化酶

单胺氧化酶(monoamine oxidase,MAO)活性测定是检查肝纤维化病变的重要指标。MAO 有 MAO-Ⅰ、MAO-Ⅱ 及 MAO-Ⅲ 三种同工酶,血清 MAO-Ⅰ 活性升高常见于器官纤维化,特别是肝硬化和肢端肥大症;血清 MAO-Ⅱ 活性升高常见于大面积肝坏死;肝硬化时血清 MAO 同工酶 MAO-Ⅲ 可升高,而正常人、急、慢性肝炎患者 MAO-Ⅲ 区带不增高,对肝硬化的早期诊断有一定意义。

参考值:12 ~ 40U/L。

(八) 亮氨酸氨基肽酶

亮氨酸氨基肽酶(leucine aminopeptidase,LAP)临床意义与 ALP 大致相同。血 LAP 显著升高见于原发性肝癌、胆道癌、胰腺癌,阳性率达 85% ~ 90%,其中 54% ~ 57.2% 高达 108 ~ 120U/L,转移性肝癌患者的增高程度不及原发性肝癌。血 LAP 中度升高见于急性肝炎所致肝细胞性黄疸时,其早期诊断价值不及 ALT 酶灵敏。对于无黄疸的肝肿大患者,如 LAP 升高,而反应肝实质损害的肝功能试验又无特殊变化时,提示有原发性肝癌的可能,应进一步检查加以肯定或否定。轻度升高亦可见于孕妇和习惯饮酒者。LAP 可以准确可靠地反映胆汁瘀积的程度,但无助于对肝内外胆汁瘀积的鉴别。动态观察 LAP 是判断病情转归及预后的良好指标。

参考值:30 ~ 70U/L。

(九) 5′- 核苷酸酶

此酶主要来源于肝脏,广泛存在于人体组织,如肝、胆、肠、脑、心、胰等。血清 5'-NT 活性升高主要见于肝胆系统疾病,如阻塞性黄疸、肝癌、肝炎等,其活性变化与 ALP 一致。但骨骼系统疾病,如肿瘤转移、畸形性骨炎、佝偻病、甲状旁腺功能亢进等,通常 ALP 活性升高,而 5'-NT 正常。因此 ALP 和 5'-NT 同时测定有助于肝胆和骨骼系统疾病的鉴别诊断。在多数情况下,5'-NT 活性与 ALP 的活性一致,但在以下情况 5'-NT 与 ALP 活性不同:

1. 在肝外胆道梗阻时,5'-NT 活性一般与 ALP 相平行,但短期梗阻时 5'-NT 活性一般不会增高,当较长的梗阻解除后,5'-NT 活性的下降比 ALP 快。

2. 在胆汁淤积并发胆管炎、原发性和继发性胆汁性肝硬化和慢性肝炎时,5'-NT 升高率高于ALP;肝肿瘤和肝肉芽肿时,5'-NT 升高的敏感性高于 ALP;酒精性肝硬化时,5'-NT 一般不升高;肝功能衰竭时 5'-NT 正常。

3. 5'-NT 与 ALP 联合检测有助于鉴别血清 ALP 升高是肝胆疾病还是骨骼疾病所致。因肝胆疾病时 5'-NT 与 ALP 活力均升高,对无黄疸性肝病尤为重要,而骨骼疾病时仅 ALP 升高,5'-NT 多为正常。

4. 对于诊断儿童和婴儿肝病,5'-NT 比 ALP 敏感而具有特异性,因为 5'-NT 活性无生理性升高;新生儿肝炎 5'-NT 活性升高多 < 2.5 倍;肝外胆管闭锁时 5'-NT 活性多升高 > 3 倍。

5. 诊断妊娠性肝内胆汁淤积 5'-NT 比 ALP 敏感,因为 5'-NT 活性无生理性升高。

参考值:0 ~ 11U/L。

(十) 异柠檬酸脱氢酶

异柠檬酸脱氢酶(isocitrate dehydrogenase,ICD)活性测定是诊断肝实质性疾病的敏感指标之一,且在早期及潜伏期即可检出。

1. 病毒性肝炎　血清 ICD 水平最高可达正常上限的 10 ~ 40 倍;其峰值出现在转氨酶升高之前,在黄疸出现后第 2 ~ 4 周恢复正常水平。

2. 肝硬化　血清 ICD 活力最高可达正常上限的 4 倍。

3. 原发性肝癌及肝转移癌　血清 ICD 活力仅轻度或中度升高。

4. 中毒性肝炎　血清 ICD 活性可升至正常水平的 3 ~ 8 倍。血清 ICD 活力升高后突然下降,提示有大面积肝细胞坏死的发生。

5. 其他

(1) 血清 ICD 测定对鉴别黄疸类型也有一定的参考价值。无并发症的肝外胆道梗阻性黄疸患者血清 ICD 正常或轻微升高;而肝内胆汁淤积性黄疸血清 ICD 水平增高。

(2) 传染性单核细胞增多症患者血清 ICD 升高幅度与病毒性肝炎相似;心肌梗死时因充血性心力衰竭所致的肝缺血、酗酒、药物如对氨基水杨酸、怀孕时胎盘损伤、巨幼红细胞性贫血等亦可引起血清 ICD 增高。

参考值:2 ~ 13U/L(连续监测法)。

(十一) 醛缩酶

醛缩酶(a1dolase,ALD 或 ALS)增高主要用于诊断肌肉和肝脏疾病,也可能是体内某些组织或器官发生病变所致。

1. 急性病毒肝炎活力可比正常增高 5 ~ 20 倍,与 ALT 活力呈平行变化。在慢性肝炎、肝硬化、阻塞性黄疸时,血清 ALD 活力仅轻度增高。

2. 醛缩酶是临床上常用的肝癌标志物,在组织癌变后,除肌肉和脑外,一般皆见 A 亚基

（ALD-A）增多。AFP 阴性的肝癌患者血清 ALD-A 增高的阳性率可达 81.8%。恶性肿瘤患者血清 ALD 活性显著高于正常对照和良性肿瘤，支气管癌患者肺静脉血中 ALD 增高，并与肿瘤大小和分化有关。有肝转移的支气管癌患者血清 ALD 阳性率为 72.7%。86.3%（69/80）的消化道癌患者血清 ALD-A 增高。

3. 心肌梗死患者血清醛缩酶活力增高，可达正常值的 5 ~ 8 倍，一般在胸痛发作 24 ~ 48h 达高峰。血清 ALD 水平升高与下降与血清 AST 活性变化相一致，但比 LDH 改变要早。心绞痛时血清 ALD 活性正常。

4. 进行性假性肥大型肌营养不良患者血清 ALD 可达正常参考值上限的 10 ~ 50 倍，在疾病早期即升高，但后期血清中 ALD 活力也可下降。但由于神经原因引起的肌肉萎缩时则醛缩酶活力正常，如脊髓灰白质炎，多发性神经炎，多发性硬化症，重症肌无力时均不增高。

参考值：

(1) 醛缩酶测定（比色法）：成人为 3 ~ 15 U/L，新生儿为成人的 4 倍，儿童约为成人的 2 倍。

(2) 连续监测法：男 4.0 ~ 12.0U/L，女 1.5 ~ 7.9U/L。

（十二）β-N-乙酰氨基葡萄糖苷酶

某些肝脏病变、糖尿病、恶性肿瘤和肾脏损伤时，血清 β-N-乙酰氨基葡萄糖苷酶（NAG）活性增高。肝硬变和慢性肝炎晚期，肝组织有纤维化倾向者，血清中 NAG 升高；中晚期妊娠血清中 NAG 活性易升高。血清 NAG 活力测定可作为结节性肝硬化与非结节性肝硬化的鉴别指标，两组患者血清 NAG 都升高，但结节性者明显高于非结节性者，该酶水平高低还可反映肝纤维化程度，而临床常用的肝功能指标则不能区别两组病例。

参考值：15 ~ 28U/L（比色法）。

（十三）血清 α-L-岩藻糖苷酶

1. 血清 α-L-岩藻糖苷酶（AFU）是肝癌标志物。原发性肝癌（PHC）患者血清中 AFU 活性不仅显著高于正常对照，而且也显著高于转移性肝癌、胆管细胞癌、恶性间皮瘤、恶性血管内皮细胞瘤、肝硬化、先天性肝囊肿和其他良性肝占位性病变。一般认为：AFU 的敏感性高于甲胎蛋白（AFP），特异性则差于 AFP。AFU 与 AFP 无明显相关，二者联合监测可提高肝癌的检出率，特别是对 AFP 阴性和小细胞肝癌的诊断价值更大。AFP 阴性肝癌和小肝癌患者血清中 AFU 阳性率分别为 76.1% 和 70.8%。后者的阳性率高于 AFP 的阳性率。转移性肝癌和良性肝脏占位病变 AFU 的假阳性率仅 17.6%。可见 AFU 灵敏度与 AFP 相当，可作为 AFP 阴性肝癌的补充标志及用于原发性与继发性肝癌的鉴别。

血清 AFU 还可作为 PHC 术后监测、追踪观察的较理想指标，原发性肝癌患者肿瘤切除后，血清 AFU 活性下降，肿瘤复发时活性重新升高。其变化与病情严重程度相平行，且早于临床表现 1 ~ 2 个月，故可作为 PHC 疗效和预后判断的指标。

2. 慢性肝炎、急性肝炎和肝硬化患者血清 AFU 亦增加，但一般仅轻度升高，同时伴有其他肝功能检查结果的异常，且随疾病的治愈和好转而下降；PHC 患者的血清 AFU 持续升高，幅度较大。有助于鉴别诊断。

3. 血清 AFU 随妊娠周数的增加而增加，在自然分娩后或人工终止妊娠后，迅速下降，5 天后降至正常水平。

4. 有人认为 AFU 与 CA125 对于卵巢上皮癌的灵敏度和特异性基本一致，尚待更多研究证实。

参考值：0 ~ 40U/L。

(十四) α1- 抗胰蛋白酶

α1- 抗胰蛋白酶(α1-antitrypsin,α1-AT)是一种急性相蛋白,在急性或慢性活动性感染时血浆内浓度可升高几倍。α1-AT 缺乏被视为一种遗传性紊乱,主要与肺和肝脏疾病有关。

1. 血清中 α1-AT 含量升高可见于

(1) 感染:急性、亚急性和慢性传染性疾病、急性病毒性肝炎、肝硬变和肝坏死;

(2) 恶性肿瘤,特别是子宫颈恶性肿瘤、癌转移,霍奇金氏病;

(3) 其他疾病:如组织损伤、脑外伤、术后、系统性红斑狼疮、烧伤恢复期、Hashimoto 甲状腺炎、妊娠、雌激素治疗时 α1- 抗胰蛋白酶可成倍增高。

2. 血清 α1-AT 浓度降低见于

(1) 丢失过多,如肾病综合征、胃肠道蛋白大量丢失、烧伤急性期;

(2) 合成代谢能力下降,多见于急性肝炎、早熟;

(3) 分解代谢增强,如呼吸窘迫综合征、急性胰腺炎、肺气肿、十二指肠球部溃疡等疾病、甲状腺功能亢进、弥散性血管内凝血(DIC)等;

(4) 遗传性 α1-AT 缺乏症。

参考值:

免疫比浊法:成人 0.78 ~ 2.0g/L,新生儿 1.45 ~ 2.7g/L,60 岁以上 1.15 ~ 2.0g/L。

二、血清(或血浆)蛋白质测定

(一) 血清总蛋白测定

血清(血浆)总蛋白(total protein,TP)是血浆中除水分外含量最多的一类大分子化合物,正常人血清 TP 含量为 60 ~ 80g/L。TP 中含有多种具有特殊功能的蛋白质,如酶、免疫球蛋白、干扰素、生长激素等。血清 TP 可分为白蛋白(albumin,A)和球蛋白(globulin,G)两部分,正常人白蛋白为 38 ~ 48g/L,球蛋白为 15 ~ 30g/L,即 A/G 比值为 1.5 ~ 2.5。用醋酸纤维素薄膜电泳,可将血清 TP 分为 Alb、α1、α2、β1、β2、β3、和 γ 球蛋白等多种成分。用分辨力高的电泳分离法,如 SDS-PAGE 电泳、等电聚焦电泳或免疫电泳可分出二、三十种甚至更多的蛋白组分。事实上,采用多种鉴别手段可以识别的血浆蛋白组分至少达 100 种以上。

肝脏是合成人体蛋白质的主要场合,常被称为制造蛋白质的"工厂"。除免疫球蛋白外,血浆蛋白大部分在肝脏合成。与肝脏关系密切的血浆蛋白主要有清蛋白、球蛋白、凝血因子和其他一些微量蛋白质。血浆蛋白在体内不断更新,球蛋白半衰期约 3 ~ 5d,清蛋白约 17 ~ 21d,人体大约每天合成 15g 血浆蛋白来维持机体代谢平衡。因此当肝脏疾患时,其合成血浆蛋白的质和量发生改变,影响人体的正常生理功能。肝脏蛋白合成能力、蛋白分解速度、蛋白在血浆和组织液中的分布和流失(腹水、胸膜渗出液、蛋白尿)决定了血清中蛋白的浓度。

血清 TP 增高:主要见于多种原因引起的明显脱水,临床上称为假性蛋白增多血症,其机制为:①血清水分减少,使总蛋白浓度相对增加。如急性失水,肾上腺皮质功能减退等。②血清蛋白合成增加。明显的多克隆性或单克隆丙种球蛋白病(主要是球蛋白的增加)(多发性骨髓瘤、巨球蛋白血症、冷沉淀球蛋白血症等),严重的慢性炎症和一些自身免疫性疾病例如自身免疫性肝炎,会引起明显的高蛋白血症。

血清 TP 降低:①血清水分增加,使总蛋白浓度相对减少,但 A/G 比值变化不大。如水钠潴留或静脉应用过多低渗液等;②营养不良。如摄入不足或消化吸收不良;③消耗增加。如多种慢性消耗性疾病(严重结核,甲亢或恶性肿瘤等);④合成障碍。主要是肝功能障碍引起白蛋白合成减少,以及基因型遗传性代谢缺陷引起的无(低)γ球蛋白血症等;⑤蛋白丢失。如急性大出血,严重烧伤以及慢性肾脏病变等,大量出血和浆腔渗液也可使蛋白质丢失;⑥生理性降低。妊娠期间,长久卧位时,晚上睡眠期间 TP 降低可达 10 ~ 13g/L。

参考值:60 ~ 80g/L

附注:血清 TP 与年龄和体位有关,成人比婴儿和儿童高,非卧床者比长时间卧床的患者高(表 5-1-1)

表 5-1-1　血清 TP 值

	TP/g·L^{-1}
早产儿	36 ~ 60
新生儿	46 ~ 70
1 周龄	44 ~ 76
7 个月龄 ~ 1 岁	51 ~ 73
1 ~ 2 岁	56 ~ 75
≥ 3 岁	60 ~ 80
成人	
非卧床	64 ~ 83
卧床	60 ~ 78

(二) 血清白蛋白

肝脏是合成清蛋白的唯一场所。肝细胞合成白蛋白的能力很强,正常人每天能合成 10g,白蛋白体内半寿期长达 21d。临床中可用于评估肝脏合成功能,同时严重营养不良、肾病综合征时白蛋白也会显著下降。当肝功能严重受损时,白蛋白降低,同时球蛋白浓度(尤其 γ-球蛋白)相对增高,导致血浆白蛋白与球蛋白的比值(A/G)降低。在重型肝炎及急性黄色肝萎缩时,可见 α、β 及 γ 球蛋白降低。在无腹水的肝硬化患者,血清白蛋白水平反映预后。白蛋白在总蛋白中所占比例< 45%的肝硬化病例,其 3 年生存率是比例> 45%者的 50%。治疗后白蛋白回升,提示患者近期预后尚好;不能回升或进一步下降至 20g/L 以下时,则预后不良。

在评价血清白蛋白的临床意义时,当需注意以下几点:

1. 肝损害后白蛋白的降低常在病后一周才能显示出来,因此,血清白蛋白不是反映急性肝病的良好指标。

2. 血清白蛋白水平降低尚可能由于

(1)血管外液扩充。如果患者有腹水、水肿,血管内清蛋白进入血管外液,可致血清内水平下降。

(2)摄入过少或消化吸收障碍时。

(3)蛋白质分解过多。

(4)异常途径丢失。失蛋白性胃肠病时丢失增加。合并肾病时,可从肾丢失清蛋白。

(5)还可能是由于肝合成白蛋白调节的异常。肝硬化患者常有球蛋白升高,可通过提高渗透压而抑制白蛋白合成。

参考值:40 ~ 60g/L。

(三) 前白蛋白

如同血清白蛋白一样,前白蛋白也由肝合成。但由于其半寿期仅 1.9d,肝病时其血清水平下降早,变化更明显。随着病情改善,前白蛋白迅速恢复正常。而在重型肝炎患者往往一直处于低值。对于急性肝炎的诊断,前清蛋白不失为一有价值的指标。但肾病综合征时血清前白蛋白不仅不降低,尚可轻度升高,原因不明。

参考值:170 ~ 420mg/L。

(四) 血清蛋白电泳

血清蛋白电泳(serum protein electrophoresis,SPE)有白蛋白、脂蛋白、酶抑制因子、抗体、补体、凝血酶原和凝血因子、抗凝血因子、α1- 抗胰蛋白、α1- 糖蛋白、α2- 巨球蛋白、转铁蛋白、甲状腺 - 结合蛋白和其他微量蛋白等成分,但血清中没有纤维蛋白,对这些蛋白质的各个组分进行定量,在临床诊断和治疗上具有重要的价值。

临床意义:

(1) 白蛋白区:①白蛋白增高:多见于严重失水而引起的血液浓缩;②白蛋白降低:常见的疾病有肝脏病、肝损伤、慢性感染、肿瘤、肾脏疾病、出血、饥饿和营养不良等。

(2) α1- 球蛋白区带:急性发热或恶性肿瘤(如原发性肝癌)时增高。肝硬化时可减少。肺部疾病可引起 α1- 抗胰酶减少,Tanier 病可引起 α1- 脂蛋白减少,肝病时可引起凝血酶原减少。

(3) α2- 球蛋白区带:类风湿关节炎、骨髓瘤、贫血、暴发性肝炎弥漫性肝损害时可降低。时皆可引起 α2- 球蛋白区带内的主要蛋白质减少;但肾病综合征、糖尿病、高脂血症可引起 α2- 球蛋白区带增加。

(4) β- 球蛋白区带:在肾病、高血脂、缺铁性贫血等可引起增高,在妊娠或多发性骨髓瘤时可轻度增高;肝病、肾病变、恶性肿瘤、系统性红斑狼疮、自身免疫性贫血时降低。

(5) γ- 球蛋白区带:在 γ- 球蛋白增多症、慢性肝炎、肝硬化、慢性感染、结缔组织病、系统性红斑狼疮、单克隆和多克隆性骨髓瘤时增高;慢性淋巴白血病、轻链病、无 γ- 球蛋白血症、妊娠或肾脏疾病、低免疫球蛋白血症时降低。

(6) 异常区带:在 β 和 γ 区带出现的为 M 性骨髓瘤带,大多数的骨髓瘤区带在 γ- 球蛋白区带;肾病时 α2 和 β 区带易出现分离不开的现象;肝病失代偿时 γ 区带明显增高并出现快 γ 球蛋白使 β 和 γ 区带分离不开。

(7) 在肝病方面的意义:肝细胞受损时,血清清蛋白、α1 球蛋白及 α2 球蛋白减少,同时受损肝细胞作为自身抗原刺激淋巴系统,使 γ 球蛋白增生,这是肝病患者的共同特征。

1) 急性肝炎:在发病早期,病变较轻时,血清蛋白电泳可无异常,发病 2 周后可有成分改变,呈总蛋白降低,白蛋白、α1、α2、β 球蛋白减少,γ 球蛋白增高,2 个月后白蛋白和 α1、α2 球蛋白可接近正常,但 γ 球蛋白增高可持续更长时间。

2) 慢性肝炎:γ 球蛋白增高、白蛋白减少、A/G 比值和 β 球蛋白下降均较急性肝炎显著,且随病情发展而加重。因此,动态观察对于预后判断有一定参考意义。

3) 肝硬化:肝硬化患者如白蛋白不断下降,γ 球蛋白逐渐上升,A/G 比值降低,则预示病情恶化,预后不良。

4) 肝细胞癌:此病常与肝硬化合并存在,故电泳图像和肝硬化相似,但常有 α 球蛋白升高,偶见甲胎蛋白带的出现。

参考值:

醋酸纤维素薄膜电泳法:白蛋白 0.62 ~ 0.71;α1 球蛋白 0.03 ~ 0.04;α2 球蛋白 0.06 ~ 0.10;

β 球蛋白 0.07 ~ 0.11;γ 球蛋白 0.09 ~ 0.18。

(五) 血氨

人体内血氨(plasma ammonia)含量极微,但氨对人体有毒,能影响神经细胞的新陈代谢。血氨的来源增加和去路减少,都会引起血氨增高。血氨测定对肝性脑病的诊断和鉴别诊断有极其重要的意义。血氨测定临床上也常用于高营养治疗患者的氮平衡监测。

1. 生理性血氨增高见于进食高蛋白或运动后。静脉血氨高于动脉血。

2. 病理性血氨增高可见于重型肝炎,肝肿瘤,肝昏迷,肝性脑病,上消化道出血,有机磷中毒,尿毒症,以及某些神经系统损害的疾病等。

3. 遗传性高氨血症见于尿素循环中某一酶的缺乏而导致的原发型血氨增高。

4. 其他原因引起的血氨增高有初生儿不明原因的一过性血氨增高、静脉给养、尿路感染、休克、白血病、心衰等一过性的血氨增高,以及 Reye 综合征等。

参考值:18 ~ 72μmol/L(表 5-1-2)

表 5-1-2　不同标本血氨测定的参考值

标本	范围 /μmol·L⁻¹
耳垂血	7 ~ 45
手指血	29 ~ 151
动脉血	7 ~ 42
静脉血	18 ~ 72

注:手指血血氨值较高是由于手指凹槽中富集氨所致

(六) 血清免疫球蛋白 G

血清免疫球蛋白 G(immunoglobulin G,IgG)是人类 Ig 中最主要的成分,在血清中含量最高,占血清 Ig 总量的 70% ~ 80%,它广泛分布于人体各组织和体液中。人体 IgG 主要由脾脏和淋巴结中的浆细胞合成。IgG 在血浆中半衰期为 23d,IgG 是惟一能通过胎盘的 Ig。

1. IgG 升高见于　①感染引起机体免疫反应增强;②自身免疫性疾病时的机体免疫功能亢进:系统性红斑狼疮(SLE)、硬皮病、风湿热、类风湿性关节炎、肝硬化等;③多发性骨髓瘤、淋巴瘤、白血病、部分恶性肿瘤等;④肾病综合征、过敏反应、肺炎、丝虫病。⑤生理性:血清水分减少、血液浓缩。

2. IgG 降低见于　①合成减少:肾上腺皮质功能亢进如库欣综合征、使用肾上腺皮质激素或其他免疫抑制剂等;②先天性免疫功能缺陷,如 γ- 球蛋白缺乏症;③放射治疗后或氮芥中毒;④正常婴儿出生后至 3 岁。

参考值(速率散射比浊法):6.94 ~ 16.2g/L(血清)。

(七) 血清免疫球蛋白 A

血清免疫球蛋白 A(immunoglobulin A,IgA)具有抗菌、抗病毒、抗毒素作用,分泌型 IgA(SIgA)对保护呼吸道、消化道黏膜等机体局部具有重要意义,婴儿出生 4 ~ 6 个月后血液中可出现 IgA,青春期达到成人水平。

1. IgA 增高见于　酒精性肝炎、慢性肝炎、继发性胆汁性肝硬化、结节性肝硬化、急性肾炎、IgA 型肾病、皮肌炎、IgA 型多发性骨髓瘤、风湿热、干燥综合征等。

2. IgA 减低见于　代谢性低丙种球蛋白血症、先天性低丙种球蛋白血症、肾病、骨髓瘤再生低下。

参考值(速率散射比浊法):0.68 ~ 3.78g/L

(八) 血清免疫球蛋白 M

血清免疫球蛋白 M(immunoglobulin M,IgM)是五类免疫球蛋白中分子量最大的 Ig,又称巨球蛋白,IgM 占全部 Ig 的 10% 左右,主要在脾脏和淋巴结中产生,大多分布在血液里,具有很强的抗感染作用。其杀菌、溶菌、溶血、促吞噬及凝集作用是 IgG 的 500 ~ 1 000 倍。IgM 可中和毒素,亦可通过经典途径激活补体,还可引起 Ⅱ、Ⅲ 型变态反应。RF 多为 IgM 型。

1. IgM 增多　胆汁性肝硬化伴有 IgM 增高。锥虫病感染以 IgM 增高为主,急慢性肝炎、风疹、传染性单核细胞增多症、痢疾、支原体肺炎等均有不同程度的 IgM 增高。还见于原发性巨球蛋白血症。

2. IgM 减低　尿毒症、网状内皮细胞增生症。IgM 缺乏易发致死性败血症。

参考值(速率散射比浊法):0.6 ~ 2.63g/L

(九) 补体 C3

补体(complement,C)是人与动物在长期的进化过程中获得的非特异性免疫因素之一,它是有酶活性的一组球蛋白。补体系统的基本组成包括 9 个血清蛋白成分。按发现的先后分别命名为 C1、C4、C2、C3……C9,而 C1 又分为 C1q、C1r、C1s 三个亚单位,加上旁路成分及调节因子,目前已发现补体系统有 30 多种成分,其大部分由肝、脾中的巨噬细胞合成,少数成分在其他部位合成。补体激活的经典途径参与特异性体液的效应阶段,替代途径参与非特异性免疫,在感染早期即发挥作用。补体具有溶解靶细胞、促进吞噬、参与免疫反应等功能,同时补体还在免疫调节、清除免疫复合物、稳定机体内环境、参与变态反应及自身免疫性疾病等方面起重要作用。

血清补体 C3 是一种 β 球蛋白。在肝脏中产生,亦可产生于人胚肝细胞组织培养液中,C3 是替代激活途径的中心环节。C3 是血清中含量最多的补体成分。

1. C3 增高　一般增高多见于各种传染病、组织损伤、急性炎症和肿瘤患者。在肿瘤特别是肝癌中 C3 增高明显,许多严重蛋白尿患者 C3 也增高,还有妊娠 3 个月的孕妇补体也增高。移植排斥反应时 C3 常升高。

2. C3 减低　C3 降低的临床意义较大:

(1) 70% 以上的急性肾小球肾炎早期 C3 下降,儿童进行性肾小球肾炎血清中补体大部分正常,仅 C3 降低。链球菌感染后的肾炎患者 85% 下降,而病毒性肾炎则 85% 以上含量正常。借此有助于肾炎的鉴别诊断。

(2) 肝脏良性疾病时,由于 C3 合成减少,而致急性肝炎、慢性肝炎、肝硬化时 C3 下降。

(3) C3 代谢过剩引起的缺损。临床表现为反复化脓性炎症、大面积烧伤。

参考值(速率散射比浊法):0.88 ~ 2.01g/L。

(十) 补体 C4 (complement 4,C4)

血清补体 C4 是补体经典途径的一个重要组分。增高见于急性炎症过程、恶性肿瘤、多发性骨髓瘤时 C4 可比正常高 8 倍。降低主要见于 DIC、急性肾小球肾炎、慢性肝炎、SLE。

参考值(速率散射比浊法):0.316 ~ 0.347g/L。

(十一) 甲胎蛋白

胎肝是合成甲胎蛋白(alpha-fetoprotion, AFP)的主要场所,其次是卵黄囊,来自内胚层的胃肠道黏膜也可以合成少量的 AFP。人体胚胎的第六周开始合成,12 ~ 14 周合成达到高峰,血清的浓度为 1 ~ 3g/L,以后逐渐降低,出生时血清浓度约 19 ~ 100mg/L,一年后,血清浓度降至正常水平,约为 5.8μg/L。

用于诊断原发性肝癌：AFP 是诊断 HCC 或 PLC 的肿瘤标志物。AFP 是人类发现的第一个真正有价值的实质脏器肿瘤标志物。鉴于 AFP 的诊断价值，使其成为肝癌临床分期的指标之一，在肝癌发生、发展的各个阶段中，均体现了 AFP 作为肝癌标志的价值。AFP 是原发性肝细胞性肝癌的最灵敏、最特异的肿瘤标志。血清中 AFP 明显升高，约 75% 的患者 AFP > 500μg/L，但也有 18% ~ 25% 患者可无 AFP 升高，值得注意。目前国内的大多数医院采用 AFP > 400μg/L，持续 8 周作为 HCC 的诊断标准。

AFP 的含量与肿瘤的大小、癌细胞的分化程度有一定的关系，但不成正比。AFP 还用于预后判断、疗效监测。在肝癌发展到一定阶段，血清 AFP 水平和肝癌的大小成正比，当 AFP > 200μg/L，且血清总胆红素异常，预示患者生存期短；术后 AFP 水平不降，甚至继续升高，提示手术未能全部根除肝癌或肝癌转移。

AFP 升高还见于生殖腺胚胎性肿瘤及妊娠。妊娠 3 个月后，血清 AFP 开始升高，7 ~ 8 个月时达到高峰，一般含量在 400μg/L 以下，分娩后 3 周恢复正常。孕妇血清中 AFP 异常升高，应考虑有胎儿神经管缺损畸形的可能性。

AFP 诊断 HCC 时，不仅要观察它的绝对值，而且更要观察其动态变化，AFP 的动态变化有：①持续高浓度型：诊断的特异性最高，以中晚期肝癌居多；②马鞍型：较少见，但易漏诊，当 AFP 增高在后峰时，往往已出现明显的肝癌表现；③急剧上升型：多见于肿瘤发生迅速、恶性程度较高的肝癌，但偶见 AFP 急剧上升，又迅速下降伴 ALT 升高的急性肝坏死；④稳定上升型，定期检查，稳定上升，最有诊断价值；⑤反复波浪型、先高后低型、一过性升高型、持续低浓度型等，多见于急慢性良性肝病。

参考值：成人 10 ~ 30μg/L。

（十二）甲胎蛋白异质体（variants of AFP，AFPV）

1. AFPV 检测能鉴别良恶性肝病，如 LCR-R ≥ 25% 者多数（80% 以上）为原发性肝癌。LCA-N 高者为良性肝病，如急慢性肝炎，肝硬化等。

2. 对病程预后的判断 如肝癌切除后，AFP 的 LCR-R 随 AFP 转阴而消失，若 AFP 未转正常，但甲胎异质体 LCR-R 含量明显下降的患者复发的危险性少，而 AFP 含量下降，AFP 的 LCR-R 含量相对恒定者，则术后容易复发。

3. 用于肝硬化癌变的监测，用于肝细胞癌早期诊断。

4. 用于 PHC 与转移性肝癌的鉴别。

5. 用于 PHC 与胚胎性肿瘤的鉴别。

（十三）铁蛋白

血清铁蛋白（serum ferritin，SF）主要在肝脏合成，存在于肝脾和骨髓等脏器中，是人体内储铁的标志，可反映体内铁储存的水平。血清 SF 量的多少是判断体内缺铁还是铁负荷过量的指标，是检查体内铁缺乏最灵敏的指标。肝脏是铁贮存和代谢的重要脏器，因此肝脏疾病可以引起机体铁代谢的紊乱。慢性 HBV 感染者多出现血清铁（SI）和 SF 升高，而且随着病情的加重而升高，在重型肝炎最为明显。SF 升高的肝炎肝硬化患者并发症的发生率及复发率较高，临床预后较差。

参考值：成年男性 20 ~ 300μg/L；成年女性 20 ~ 200μg/L。

小儿低于成人；青春期至中年，男性高于女性。

（十四）铜蓝蛋白

测定血清铜蓝蛋白（ceruloplasmin，CP）是诊断肝脑豆状核变性（Wilson 病）的一种有效的办法。

1. 降低　血清中铜蓝蛋白浓度的降低具有诊断意义,可能提示:

(1)非常罕见的原发性(遗传性)铜蓝蛋白合成缺陷。遗传性铜蓝蛋白的缺乏是一种常染色体隐性遗传病,仅有少数家族被报道。一般血清铜蓝蛋白 < 20mg/L,铜 < 9μg/L(1.4μmol/L);尿铜 < 50μg/24h(0.8μmol/24h);肝脏组织中的铜 < 50μg 干重。

(2)继发性铜蓝蛋白的缺乏,见于 Wilson 病(肝豆状核变性),Wilson 病是一种常染色体隐性遗传疾病。如果血清 CP 含量低于 200mg/L 或者完全不能测及,而肝中含铜量升高,角膜周围出现绿褐色的沉着环,即可诊断。

(3)严重肝病、肾病综合征、恶性营养不良、严重低蛋白血症、营养性铜缺陷。CP 也可降低。

(4)Menkes 病(遗传性铜吸收不良):血清铜、铜蓝蛋白减低。

2. 增高　铜蓝蛋白为一种急性时相蛋白,在感染、创伤时增高。增高亦见于半数以上的肝癌(转移性)、白血病、心肌梗死、缺铁性贫血、霍奇金病、胆石症、肿瘤引起的胆道阻塞、妊娠后 3 个月及口服避孕药者。

参考值:

化学法 300 ~ 400U/L;免疫学方法 210 ~ 530mg/L(表 5-1-3)。

表 5-1-3　不同年龄段人群血清 CP 含量参考范围(单位:g/L)

脐带血	0.05 ~ 0.33
0 ~ 4 个月	0.15 ~ 0.56
5 ~ 6 个月	0.26 ~ 0.83
7 ~ 18 个月	0.31 ~ 0.91
18 ~ 36 个月	0.32 ~ 0.90
4 ~ 9 岁	0.26 ~ 0.46
10 ~ 12 岁	0.25 ~ 0.45
女 13 ~ 19 岁	0.22 ~ 0.50
男 13 ~ 19 岁	0.15 ~ 0.37
成人男	0.22 ~ 0.40
成人女	0.25 ~ 0.60
成人女	0.27 ~ 0.66(口服避孕药)
成人女	0.30 ~ 0.50(> 50 岁,服用雌激素)
成人女	≤ 1.3(妊娠妇女)

三、黄疸的生物化学检验

黄疸是指高胆红素血症引起皮肤、巩膜和黏膜等组织黄染的现象。正常人血清胆红素小于 17.1μmol/L,其中未结合胆红素占 80%。当胆红素超过正常范围,但又在 34.2μmol/L 以内,肉眼难于察觉,称为隐性黄疸。如胆红素超过 34.2μmol/L 即为显性黄疸。

(一)胆红素测定

肝脏在胆红素代谢中具有摄取、结合和排泄功能,如其中一种或几种功能障碍,均可引起黄疸。测定血清总胆红素的主要价值在于发现隐性黄疸。胆红素每日生产量少于 50mg,但正常肝脏每日能处理胆红素达 150mg。

血清总胆红素分为直接胆红素和间接胆红素,主要用来诊断肝胆疾病和血液疾病。胆红素升高以直接胆红素升高为主时考虑胆道疾病,以间接胆红素增高为主时考虑血液系统疾病,二者均有增高时肝脏疾病多见。总胆红素:17.1 ~ 34.2μmol/L,隐性黄疸;34.2 ~ 85.5μmol/L,轻度黄疸;85.5 ~ 171μmol/L,中度黄疸;> 171μmol/L,重度黄疸。

重型肝炎时,肝细胞严重坏死和损伤,总胆红素一般> 171μmol/L。急性重型肝炎由于在短期内肝细胞严重损害,在起病 3 ~ 5 天内并不太高,但随着肝细胞坏死进展,血清胆红素平均以每日 17.1μmol/L 以上的速度上升,这是急性重型肝炎的特点之一。亚急性和慢性重型肝炎血清胆红素水平较高,且随病程延长而升高。重型肝炎患者总胆红素> 171μmol/L,胆红素愈高,病死率愈高,预后愈差。

参考值:血清总胆红素 5.1 ~ 19.2μmol/L;血清结合胆红素 1.7 ~ 6.8μmol/L。

(二)"胆酶分离"现象

在胆红素持续进行性增高的同时,ALT 达到一定的峰值后却逐渐下降甚至最后可以降到正常,但是病情不见减轻反见加重,形成与胆红素互相分离的现象,简称为"胆酶分离",提示预后不良。"胆酶分离"现象在肝细胞严重坏死 10 天以后较为显著,但不是所有的重型肝炎均有此现象。慢性重型肝炎"胆酶分离"现象较为常见,急性重型肝炎的早期和存活者多无此现象。

(三)色素排泄试验

肝脏能排除某些外源性色素如磺溴酞钠(bromsulphalein,BSP)等,其转运机制与转运内源性有机阴离子(如胆汁酸)不尽相同,因此测定肝转运色素的情况可从另一侧面反映肝脏功能。测定 BSP 潴留率是最灵敏的肝病筛选试验之一,其阳性率高于其他多数肝功能试验。如 BSP 潴留率< 5%,不是肝硬化;如> 14% 肝脏不可能正常。但由于 BSP 偶可引起过敏反应,甚至致死,故目前除用于 Dubin-Johnson 综合征的诊断(BSP 潴留率呈双峰性改变)外,已不作为常规试验。

靛氰绿(indocyanine green,ICG)滞留率试验是肝机能负荷试验所使用的绿色色素。ICG 经肝排泄率高,从血中消失快,从肝返流少,副作用小,已取代 BSP,成为用于筛选肝病、探测肝损害最有价值、最实用的色素。一般认为 ICG 试验与 BSP 试验的临床意义基本相同。有认为在诊断无黄疸性肝炎、或随访转归、诊断隐匿性或非活动性肝硬化方面,ICG 试验较 BSP 试验敏感。Dubin-Johnson 综合征时,ICG 试验无潴留率回升现象。

四、胆汁酸的生物化学检验

肝脏在胆汁酸代谢中占重要地位,肝细胞与胆汁酸的生物合成、分泌、摄取、加工转化都有密切关系。理论上血清胆汁酸测定可较胆红素更敏感地反映肝功能异常。当肝细胞损伤或胆道阻塞时都会引起胆汁酸代谢的障碍。首先表现出的是患者血清胆汁酸浓度的增高。在肝实质细胞病变时,胆汁酸的合成功能受损,还会引起初级胆汁酸比值(胆酸 / 鹅脱氧胆酸,CA/CDCA)变小甚至出现倒置。

肝胆疾病时周围血液循环中的胆汁酸水平明显增高。急性肝炎早期和肝外阻塞性黄疸时,有些病例可增至正常值的 100 倍以上。在胆道阻塞时,患者血清中 CA 及 CDCA 浓度增加,但 CA 所占比例较高(CA/CDCA > 1)。肝实质细胞损伤时,CA/CDCA < 1。故 CA/CDCA 比值可作为肝胆阻塞性疾病与肝实质细胞性疾病的鉴别指标。

肝胆疾病时血清胆汁酸浓度的升高与其他肝功能试验及肝组织学的变化极为吻合,在肝细胞仅有轻微坏死时,血清胆汁酸的升高常比其他检查更为灵敏。急性肝炎、肝硬化、原发性肝癌、急性肝病胆汁淤滞、原发性胆汁性肝硬化以及肝外阻塞性黄疸,其血清总胆汁酸均 100% 出现含量的增高。

五、肝纤维化的生物化学检验

肝组织中肝实质细胞约占 78%,肝窦壁细胞约占 6% ~ 7%,由上述细胞合成和分泌的细胞外基质占肝的 5% 左右。在肝硬化时细胞外基质成分较正常肝增加 2 倍 ~ 20 倍。细胞外基质成分中的胶原蛋白、有关的代谢酶、代谢产物等有的作为肝纤维化的标志物,用于肝纤维化的诊断。

(一)胶原及其代谢产物

胶原类型多种,在肝内有 Ⅰ、Ⅲ、Ⅳ、Ⅴ 和 Ⅵ 型,以 Ⅰ 和 Ⅲ 型为多。正常肝脏每克含胶原量 5.5mg ± 1.6mg,而肝硬化时可上升 4 ~ 7 倍,约 30mg。目前临床上较多测定血清Ⅲ型前胶原氨基端肽(PⅢP)诊断肝纤维化。肝硬化早期或代偿期,肝内主要为前胶原蛋白合成和沉降增加,血清(PⅢP)可持续 > 100μg/L。血清中 PⅢP 水平增高代表Ⅲ型胶原合成代谢旺盛,提示肝内将可能形成纤维化,对肝纤维化的早期诊断有意义。然而,病毒性肝炎、肝脏坏死时血中 PⅢP 也显著升高,可能由于原有的胶原降解增加所致。因此血清 PⅢP 与肝脏炎症、坏死和纤维化均相关,以与肝纤维化相关为主。

Ⅳ型胶原(collagen type Ⅳ,CL-Ⅳ)与形成纤维的其他类型的胶原(如Ⅰ型,Ⅲ型胶原)不同,是由分子交连形成的一种网状结构,是构成基底膜的主要胶原成分。正常肝脏的肝窦周围无完整的基底膜结构,肝纤维化时,Disse 腔内形成基底膜,此时肝组织及血清内Ⅳ型胶原含量亦相应增加,且Ⅳ型胶原含量与纤维化程度呈正相关。因此,测定血精中Ⅳ型胶原含量是早期诊断肝纤维化进程的一个重要指标。

参考值:LN < 130mg/L;CL-Ⅳ < 75μg/L。

(二)Ⅲ型前胶原

Ⅲ型前胶原(procollagen type Ⅲ,PC3)与肝纤维化程度呈正相关,与 PⅢP 有相似的临床意义,且肝脏炎症、坏死时对血清 PC3 影响甚小。因此有人认为血清 PC3 测定诊断肝纤维化可能优于血清 PⅢP。

参考值:< 120μg/L。

(三)Ⅴ型胶原与Ⅰ型胶原

Ⅴ型胶原(C5)与Ⅰ型胶原(C1)是构成基底膜的重要成分。肝硬化时,血清 C5、C1 较 PⅢP 更能反映肝纤维化程度。

参考值:C5 < 144μg/L;C1 < 197μg/L。

(四)非胶原蛋白

非胶原蛋白包括糖蛋白多糖等。糖蛋白中能在血中检测并有一定临床意义的有板层素(laminin,LN)、纤维连接素(fibronectin,FN)和粗纤维调节素(undulin,UN)等。肝硬化患者血清中这些糖蛋白可升高,其中以 LN 价值较大。LN 又称基膜黏连蛋白或层黏联蛋白,为基膜特有成分,肝纤维化时 LN 与Ⅳ型胶原结合形成内皮基底膜,形成肝硬化。测定血清 LN 的水平可反映肝窦的毛细血管化和汇管区纤维化的程度。肝硬化时血清 LN 明显升高。恶性肿瘤和结缔组织病也明显升高。

参考值:LN < 130μg/ml;FN < 1 000μg/L;UN 11 ~ 130μg/L。

(五)透明质酸

透明质酸(hyaluronic acid,HA)的水平是反映肝纤维化的敏感指标,也是反映肝功能的损害程度指标。恶性肿瘤和结缔组织疾病等血清 HA 呈非特异性增加。随着肝炎的发展,从急性肝炎→慢性活动性肝炎→肝硬化,HA 水平依次增高,提出诊断肝硬化的临界值为 250μg/L。

参考值:< 110mg/L。

总之,诊断肝纤维化的血清标志不是完善的。联合测定具有不同机制的标志物,例如主要反映活动性肝纤维化的 PⅢP,主要反映基底膜增生的板层素,主要反映胶原降解的脯氨酸羟化酶,可提高诊断敏感性和特异性。

六、肝脏的凝血功能检测

肝脏是机体代谢的重要器官,也是凝血因子合成的重要场所,出血是肝脏疾病的常见症状。肝病出血的原因甚为复杂,主要与以下几个方面有关:①凝血因子和抗凝蛋白合成减少,导致凝血和抗凝机制发生紊乱;②凝血因子和抗凝蛋白消耗增多;③异常抗凝物和血 FDP 增多;④血小板减少及其功能障碍。到目前已确定的 14 个凝血因子中有 12 个是肝脏参与合成的,因而肝脏在维持凝血系统平衡中起着重要的作用。当病毒性肝炎发生时,肝脏细胞受损,凝血因子合成障碍,其水平的降低与肝病的严重程度呈正相关。

检测血浆凝血酶原时间(PT)、部分凝血酶时间(APTT)、纤维蛋白原(FIB)、凝血酶时间(TT)可以了解肝脏疾病的凝血功能。

(一) 凝血酶原时间

肝脏是许多凝血因子的制造场所,严重肝病时可以造成许多凝血因子的血浆水平减低,此时凝血酶原时间(prothrombin time,PT)延长,因而 PT 可作为研究肝合成功能的有用指标。在急性肝细胞疾病时,PT 延长提示极可能发生暴发性肝衰竭。酒精性肝病时,60% 的死亡病例 PT 延长 4s以上,而仅有 10% 的生还病例 PT 延长至此水平。慢性肝病时,PT 延长也预示远期预后不良。在肝硬化和门脉高压病例 PT 可用于预测腔内分流手术的危险性。但 PT 延长并非肝病特有,也见于先天性凝血因子缺乏、消耗性凝血病变、维生素 K 缺乏和应用拮抗凝血酶原复合物的药物(如双香豆素)后。PT 延长尚可能由于:①肝脏不能有效地清除血浆中激活的凝血因子和凝血抑制物;②肝合成纤溶酶原功能受损;③原发性纤溶;④合并弥散性血管内凝血。

参考值:11 ~ 13s。

(二) 部分凝血酶时间

活化部分凝血活酶时间,是内源凝血系统较敏感和常用的筛选试验。测定部分凝血酶时间(activated partial thromboplatin time,APTT)可以了解内源性凝血因子Ⅷ、Ⅸ、Ⅺ、Ⅻ的活性,其结果同时也受Ⅰ、Ⅱ、Ⅴ、Ⅹ因子的影响,肝脏受损时患者 APTT 延长。

参考值:24 ~ 36s。

(三) 凝血酶时间

凝血酶时间(thromboplatin time,TT)主要检测血浆纤维蛋白原的反应性,肝细胞严重损伤时,出现纤维蛋白原明显减少或有变性纤维蛋白原存在,或纤溶活力增加导致纤维蛋白降解产物(FDP)增多时,或血中类肝素抗凝物质存在时,TT 均延长。

参考值:16 ~ 18s。

(四) 纤维蛋白原

纤维蛋白原(fibrinogen,FIB)是由肝实质细胞合成的一种急性反应时相蛋白,在多数急性肝炎患者病程初期,其血浆水平是升高的,慢性肝病患者是正常的。随着病情加重,在肝炎后肝硬化与急性肝功能衰竭患者由于血管内凝血因子消耗与清除增加,可导致低纤维蛋白原血症;失代偿性肝硬化后期和暴发性肝衰竭时,纤维蛋白原降低,是预后严重的标志。

参考值:2 ~ 4g/L。

(五)抗凝血酶Ⅲ活性测定

1. 先天性 ATⅢ缺陷 按 ATⅢ:Ag 与 ATⅢ:A 测定的结果分为 CRM- 型(ATⅢ:Ag 与 ATⅢ:A 均减低)和 CRM+ 型(ATⅢ:Ag 正常而 ATⅢ:A 减低)。

2. 获得性 ATⅢ缺陷 ① ATⅢ减低见于肝脏疾病、DIC、外科手术后以及血栓前期和血栓性疾病(心绞痛、心肌梗死、脑血管疾病、肾小球疾病、DVT、肺梗死、妊高征等);② ATⅢ增高见于血友病、口服抗凝剂、应用黄体酮等。

参考值:290 ± 30.2g/L。

(六)血浆 D- 二聚体测定

1. D- 二聚体升高见于血栓性疾病,如深静脉血栓形成、心肌梗死、肺梗死;D- 二聚体是继发性纤溶的特有降解产物,DIC 时增高,并以此可与原发性纤溶相鉴别;D- 二聚体增高可作为溶栓治疗有效的观察指标。

2. 肝脏疾病时,血浆 D- 二聚体含量增高。各型病毒性肝炎 D- 二聚体升高的幅度较大差异,依次为:重型肝炎>肝硬化>急性病毒肝炎>慢性病毒性肝炎。肝细胞癌血浆 D- 二聚体含量最高。血浆 D- 二聚体水平与肝病的严重程度呈正相关。动态观察 D- 二聚体的变化有助于及时发现弥散性血管内凝血或继发性纤溶症,从而帮助评估预后和指导治疗。

参考值(胶乳凝集法):阴性。

七、葡萄糖

肝脏在糖代谢中起着重要的调节作用,它从器官水平通过各种酶对血糖进行调节,具有双向调控功能,包括肝糖原的合成与分解、糖的异生和转化等。因此,当肝脏发生病变时,糖代谢必然发生相应的病理变化,肝功能异常也可使葡萄糖的生成和转化受到影响。我们可以通过糖代谢的有关试验了解肝脏的生理功能和肝脏疾病时肝细胞的损害程度以及鉴别伴有糖代谢紊乱的各种疾病。

肝病患者合并糖尿病者并非少见,不少慢性肝炎合并显性糖尿病,甚至有发生酮中毒而导致死亡者。慢性及重型的肝炎患者发生糖尿病的频率远高于急性肝炎患者。这种典型的肝源性糖尿病患者有明显的糖尿病症状,多数肝源性糖尿病患者的空腹血糖≥ 11.2mmol/L;部分患者空腹血糖≥ 7.8mmol/L 或餐后 2h 血糖≥ 11.1mmol/L。

严重肝病患者,由于肝脏储存糖原及糖异生等功能低下,肝脏不能有效地调节血糖,也可引起病理性低血糖。如急性、慢性病毒性肝炎患者空腹血糖有时低于 3.36mmol/L,而急性、亚急性的重型肝炎患者空腹血糖有时低于 2.9mmol/L。低血糖多发生于肝脏严重广泛受损的患者,如重型肝炎、晚期肝硬化、肝癌患者。特别是肝癌患者,低血糖是其最常见的伴癌综合征表现,低血糖常发生在该病的最后几周,发生率约 20%。

参考值:空腹 3.89 ~ 6.11mmol/L(70 ~ 110mg/dl)。

八、脂类代谢试验

肝脏是脂类代谢的重要器官,在脂类的消化、吸收、分解、合成、运输等过程中,均起重要作用。因此,当肝脏发生疾病时,肝功能受损而影响肝内脂类代谢的正常运行,导致血脂的改变,故血中脂质、脂蛋白、载脂蛋白水平的测定对肝胆疾病的诊断、鉴别诊断、药物研究、疗效观察、预后判断及脂类代谢紊乱的机制研究等诸多方面都具有极其重要的参考价值。

（一）血清总胆固醇（total cholesterol）**测定**

1. TCH 增高

（1）生理性增高：血清总 TCH 可受年龄、性别、饮食和运动等生理因素的影响。①20 岁以上，血清总 TCH 随年龄增加而升高，至 50 ~ 60 岁时达最高值，70 岁以上有下降趋势；②长期高脂、高蛋白饮食可使血清总 TCH 升高；③脑力劳动、精神紧张和情绪激动可使血清总 TCH 升高；④体力劳动和运动可使血清总 TCH 下降；⑤妊娠后期及口服含黄体酮成分的避孕药可引起血清总 TCH 升高。

（2）病理性增高：血清总 TCH > 5.7mmol/L 即可考虑高胆固醇血症。血清胆固醇增高可见于：①肾病综合征时；②糖尿病；③甲状腺功能减退、饮酒过量、急性失血以及家族性高胆固醇血症等；④胆汁淤积的患者血清 TCH 升高。

2. TCH 降低

（1）当肝实质细胞受损致使功能减退时，血中胆固醇酯减少，且肝细胞受损害程度越重，胆固醇酯降低愈甚。文献报道，严重肝硬化、肝炎患者血清酯化胆固醇所占的比例可下降至 50% 以下（正常时约 70%）。急性肝坏死患者的血清胆固醇酯含量可减至极低，甚至消失，为预后较差的表现。阻塞性黄疸患者如并发肝细胞损害，可导致胆固醇酯绝对量降低。

（2）低胆固醇血症还见于甲状腺功能亢进等内分泌疾病，重症贫血、溶血性贫血、营养不良性贫血等。

参考值：3.1 ~ 5.7mmol/L（表 5-1-4）。

表 5-1-4　成人和儿童血总胆固醇监控指标

项目	成人	儿童
建议控制水平	< 5.18mmol/L	< 4.4mmol/L
警惕水平	5.18 ~ 6.21mmol/L	4.4 ~ 5.15mmol/L
冠心病危险水平	≥ 6.22mmol/L	≥ 5.16mmol/L
高胆固醇血症	> 6.0mmol/L	
胆固醇 / 胆固醇酯比值	0.6 ~ 0.8：1	

（二）血清三酰甘油测定（triglyceride, TG）

1. TG 升高

（1）生理性增高：TG 有随年龄上升而增高的趋势，儿童 TG 水平低于成人，30 岁以后 TG 随年龄增长稍升高，60 岁后有下降趋势；成年男性稍高于女性，更年期后女性高于男性。

（2）病理性增高：通常将 TG > 2.26mmol/L 称为高脂血症。TG 增高常见于：①动脉粥样硬化；②继发性高 TG 见于糖尿病、糖原积累症、肾病综合征、甲状腺功能减退、皮质醇增多症、胰腺炎及家族性高 TG 血症等；③长期禁食或高脂饮食以及大量饮酒也可使血清三酰甘油增高；④各种肝病时，血清 TG 往往升高。特别是急性病毒性肝炎初期明显升高，1 个月后方逐渐下降；原发性胆汁性肝硬化、慢性肝炎和肝外阻塞性黄疸亦多明显升高。脂肪肝患者 TG 升高，脂肪肝与高 TG 有密切的关系，TG 检测是脂肪肝较好的观察指标之一。

2. TG 降低

（1）病理性降低：TG < 0.56mmol/L 为低 TG 血症。原发性 TG 减低见于遗传性原发性无 β 脂

蛋白或低 β 脂蛋白血症。继发性 TG 减低见于：①内分泌紊乱如甲状腺功能亢进症、肾上腺皮质功能减退症、垂体功能减退症。②肝功能损害如重型肝炎、肝硬化、急性中毒性脂肪肝；重型慢性活动性肝炎、失代偿性肝硬化以及肝昏迷时可致血清 TG 轻度或中度减低、病情危重时也可重度减低。③营养不良状态如吸收不良综合征等。

（2）参考值：0.56 ~ 1.70mmol/L。

（三）高密度脂蛋白胆固醇（high density lipoprotein cholesterol，HDL-C）

HDL-C 降低：常见于①动脉粥样硬化或糖尿病；②吸烟、心肌梗死、创伤、糖尿病、甲状腺功能异常、慢性贫血、严重营养不良等疾病或静脉内高营养治疗等；③各种肝病时，血清 HDL-C 往往下降。HDL-C 降低程度与肝病病情严重程度呈正相关，动态检测血清 HDL-C 有助于判断肝病病情转归和预后，对诊断肝病有重要的参考价值。急肝、重肝、代偿期肝硬化、失代偿期肝硬化血清 HDL-C 降低最显著，血清 HDL-C 值随着病情的好转或痊愈迅速回升至健康人水平。

参考值：男 0.78 ~ 1.81mmol/L，女 0.88 ~ 2.04mmol/L。

（四）低密度脂蛋白胆固醇（low density lipoprotein cholesterol LDL-C）

1. LDL 增多　可见于饮食中富含胆固醇和饱和脂肪酸、低甲状腺素血症、肾病综合征、慢性肾功能衰竭、糖尿病、神经性厌食以及妊娠等。

2. LDL 降低　严重肝脏疾病时，LDL-C 降低，且与病情有关，故 LDL-C 测定可作为肝功能的辅助参考指标。LDL 降低还可见于营养不良、肠吸收不良、慢性贫血、骨髓瘤、急性心肌梗死、创伤、高甲状腺素血症、Reye 综合征等。

参考值：见表 5-1-5。

5-1-5　成人和儿童低密度脂蛋白胆固醇监控指标

项目	成人	儿童
建议控制水平	< 3.37mmol/L	< 2.84mmol/L
警惕水平	3.37 ~ 4.13mmol/L	2.85 ~ 3.34mmol/L
冠心病危险水平	≥ 4.14mmol/L	≥ 3.35mmol/L

（五）血清脂蛋白（Lp(a)）

1. Lp(a) 升高

（1）Lp(a) 升高是动脉粥样硬化性心、脑血管病重要的独立危险因素：对冠心病的转归有预后价值。目前一般认为，LP(a) > 20mg/L 为警惕水平，> 300mg/L，则动脉粥样硬化性心、脑血管病的危险性显著增加。

（2）Lp(a) 升高还见于急性心肌梗死，脑血管疾病，家族性高胆固醇血症、糖尿病，肾病综合征大量蛋白尿时，冠状动脉搭桥后再狭窄，大动脉瘤以及某些癌症等。

2. 血清 Lp(a) 降低：与肝功能减退程度呈正相关，肝功能越差，Lp(a) 水平越低，另外。肝硬化时 Lp(a) 水平与 A/G 比值呈正相关，与 γ- 球蛋白百分比呈负相关。

参考值（ELISA 法）：10 ~ 30μmol/L 或 < 300mg/L。

（六）血清载脂蛋白 A1 和 B

血清载脂蛋白 A1（apolipoprtein A1，APO A1）和载脂蛋白 B（apolipoprtein B，APOB）水平变化可作为反映肝功能和肝病的严重程度的可靠指标。慢乙肝患者随着病情的加重，肝储备能力下降，载脂蛋白水平相应降低。慢乙肝患者血脂和载脂蛋白水平的变化可间接反映肝细胞功能的状态，可为临床诊断、鉴别诊断及判断预后的参考依据。

参考值：APO A1：男 0.94 ~ 1.78g/L，女 1.0l ~ 1.99g/L；APOB：男 0.63 ~ 1.33g/L，女 0.60 ~ 1.26g/L。

(七) 脂蛋白 -X 测定

脂蛋白 -X（lipoprtein-X，LP-X）由肝合成，是阻塞性黄疸患者血清中的一种异常的低密度脂蛋白，它的生成和胆汁中的卵磷脂返流有关。目前将其命名为脂蛋白 X（LP-X），也有人称为"阻塞性"脂蛋白或"无反应性"脂蛋白。

Lp-X 在胆汁郁积患者血中出现具有特殊性。它的测定不仅有助于黄疸的鉴别，而且对肝内、肝外阻塞的鉴别有价值。Lp-X 的定量值与胆汁郁积严重程度相关，肝外胆道梗阻比肝内胆管阻塞引起的胆汁郁积程度严重，肝外梗阻超过 300mg/dl 并往往持续上升；而肝内性黄疸大部分低于 300 mg/dl，且在病程中不断降低。

参考值：0 ~ 90mg/L。

九、血清铁和总铁结合力、铜的测定

(一) 血清铁和总铁结合力（total iron binding capacity，TIBC）

铁在人体代谢过程中极为重要。成人体内含铁 3 ~ 5g，是含量最多的微量元素，其中约 30% 贮存铁，以铁蛋白及含铁血黄素形式储存于网状内皮系统、肝、脾及骨髓中。60% ~ 70% 铁有生理活性，存在于红细胞血红蛋白中；还有 4.9% 分布于肌红蛋白、细胞色素、含铁的酶中；以离子形式存在的铁是少量的；循环于血浆之中的仅占 0.1% 左右。仅有少量铁与血浆转铁蛋白结合，通过血浆输送至各组织，被利用或被贮存。转铁蛋白是肝脏合成的 β1 球蛋白，通常仅三分之一的转铁蛋白与铁结合，未与铁结合的 2/3 转铁蛋白处于不饱和状态。与转铁蛋白结合的铁称血清铁；转铁蛋白的最大铁结合量，称为总铁结合力，实际上反映血清中转铁蛋白的含量。血清铁除以总铁结合力即为血清铁饱和度。总铁结合力减去血清铁即为未饱和铁结合力。

1. 血清铁

(1) 血清铁增高：常见于①溶血性贫血；②再生障碍性贫血及巨幼红细胞贫血；③吡哆醇缺乏症；④急慢性肝炎、肝硬化；⑤慢性铁中毒：也称继发性血色病或继发性含铁血黄素沉着症；⑥冠心病患者血清铁水平明显高于正常人。血清铁的升高在冠心病的发生发展过程中起着极为重要的作用，故其可作为冠心病防治过程中动态检测的简便手段之一。

(2) 血清铁降低：①体内总铁不足，如营养不良，铁摄入不足或胃肠道病变，缺铁性贫血等；②铁丢失增加，如泌尿道、胃肠道、生殖道的慢性长期失血。③铁的需要量增加，如妊娠及婴儿生长发育期。④某些肿瘤患者血清铁水平明显降低。如子宫肌瘤、结直肠癌等。⑤肾脏疾病：肾病综合征、慢性肾衰竭、肾炎和尿毒症都引起贫血，血清铁降低。⑥感染、发热时血清铁显著降低；退热时，血清铁升高。⑦其他：如真性红细胞增多症、癌并发贫血，血清铁降低。

(3) 肝病时血清铁变化：①急性病毒性肝炎患者，黄疸出现前血清铁稍低，黄疸出现后因肝细胞坏死铁释放出来血清铁随之升高，至第 2 ~ 3 周达高峰，以后缓慢下降，至第 7 ~ 8 周恢复正常；②慢性肝炎和肝硬化患者，血清铁含量在有肝细胞坏死时升高，在非活动期则正常；③原发性肝癌患者的血清铁稍有下降；④阻塞性黄疸患者血清铁含量正常，而癌症引起的阻塞性黄疸者血清铁明显降低。

2. 血清总铁结合力

(1) 血清总铁结合力增加：见于各种慢性缺铁所致的转铁蛋白合成增加,缺铁性贫血、急性肝炎及运铁蛋白合成增强、慢性出血性贫血、真性红细胞增多症、妊娠后期和口服避孕药血清总铁结合力亦可增加。

(2) 血清总铁结合力降低：见于血清蛋白降低的一些疾病,如感染性贫血、癌并发贫血、肝硬化、慢性感染、肾病、尿毒症、血色沉着症和运铁蛋白缺乏症。

参考值：①血清铁：男 11 ~ 30µmol/L（60 ~ 170µg/d1）,女 9 ~ 27µmol/L（50 ~ 150µg/d1）;②血清总铁结合力：男 50 ~ 77µmol/L（280 ~ 430µg/d1）,女 54 ~ 77µmol/L（300 ~ 430µg/d1）。

(二) 血清铜测定

正常成年人体内含铜约 100 ~ 200mg,平均 150mg 左右。人体内铜以铜蛋白形式广泛存在于各器官组织内,约 50% ~ 70% 的铜存在于肌肉及骨骼内,约 20% 存在于肝脏,肝脏是重要的储铜库。此外,约 5% ~ 10% 分布于血液。微量铜常以酶的形式存在于组织中。

血浆中铜以两种形式存在：其一约 95% 血浆铜与 α2 球蛋白牢固结合,呈蓝色,故称铜蓝蛋白（ceruloplasmin）。它是一种低铁氧化酶,能氧化低铁成高铁,便于铁的吸收和转运,经酸处理后才能与铜试剂反应；其次约 5% 的铜与血浆白蛋白呈疏松状态结合,能与一些铜试剂直接起反应,可称为游离铜,与白蛋白疏松结合的铜是运输、吸收、排泄的重要形式和中间环节,也是合成各种细胞蛋白的原料。

1. 血清铜增高　急性铜中毒常可出现恶心呕吐、腹泻、头痛、黄疸和严重渗血性休克。①急性心肌梗死,在梗死形成期和心力衰竭发展过程中,血清铜含量显著增高。②慢性阻塞性肺病包括慢性支气管炎、肺炎、哮喘、支气管哮喘、慢性阻塞性肺气肿患者血清铜升高。③糖尿病患者血清铜升高。④急性白血病发病初期血清铜升高,病情缓解后,血清铜下降,尿铜减少,直至恢复正常。铜检测对急性白血病疗效观察和预后判断有重要意义。⑤缺铁性贫血、血色沉着症、伤寒、再生障碍性贫血红细胞内铜低于正常人,但血清铜明显升高。⑥雌激素治疗及妊娠时血清铜增高。⑦甲亢、结核、风湿病、系统性红斑狼疮、恶性肿瘤、霍奇金病、淋巴瘤、淋巴肉芽肿患者血清铜明显升高。肺癌、胃癌、大肠癌、结肠癌、支气管癌、鼻咽癌、乳腺癌、膀胱癌等肿瘤患者血清铜明显高于正常人。肿瘤手术切除后,血清铜下降。⑧肝胆系统疾病：阻塞性黄疸时,血清铜显著增高;患肝炎时情况则相反,病毒性肝炎患者血清铜明显降低。黄疸患者血清铜明显增高,而血清锌降低,使 Cu/Zn 比值增高,尤以肿瘤引起的胆道阻塞血清铜升高更为显著。儿童肝内胆汁淤积症（IHCC）肝铜明显增加,血清铜增加。

2. 血清铜降低

(1) Wilson 病（肝豆状核变性 HLD）基因突变所导致的一种遗传病。血清铜可低至 3 ~ 10µmol/L,尿铜增高,铜在组织中沉积,尤其是肝和脑,随后在脑、肾、眼内蓄积。

(2) 儿童铜缺乏症,包括低血铁—低血铜—低血清蛋白综合征、婴儿症状性缺铜（又称婴儿营养不良）,均为营养不良所致。

(3) 卷发综合征（Menke 综合征）是以中枢神经系统损害为主,头发卷曲、色浅为特征的婴儿缺铜性遗传病症。血清铜及血浆铜蓝蛋白含量减少,铜的吸收量降低。含铜酶活性减低是诊断本病的重要实验室依据。

(4) 羊膜早破的产妇和胎儿。

(5) 肾病综合征。

(6) 心脑血管疾病：长期体内缺铜,心血管病病死率明显偏高,引发心律失常及心力衰竭,甚至死亡。心肌梗死死亡患者心肌铜含量降低。

参考值：①血清铜：男 11.0 ~ 22.0μmol/L（70 ~ 140μg/d1），女 12.6 ~ 24.4μmol/L（80 ~ 155μg/d1），儿童 12.6 ~ 29.9μmol/L（80 ~ 190μg/d1）；②尿铜：0.24 ~ 0.79μmol/24h（15 ~ 50μg/24h）。

（袁　静　单万水）

第二节　病毒性肝炎血清学及病原学检查结果判读

临床上，掌握病毒的血清学标志物的意义以及正确判读病原学检查结果对病毒性肝炎的诊断与鉴别、确立治疗方案及评估疗效有重要意义。以下是有关五种最常见的病毒性肝炎。

一、甲型肝炎

（一）甲型肝炎病毒

甲型肝炎病毒（hepatitis A virus，HAV）归类于微小 RNA 病毒科（*Picornavirus*）中的嗜肝 RNA 病毒属（*Heparnavirus*）。其 HAV 基因组为单股线状 RNA，可分为 7 个基因型但目前我国已分离的均为 I 型。在血清型方面，能感染人的血清型只有 1 个，因此只有 1 个抗原抗体系统 IgG 型抗体则是既往感染或免疫接种后的标志，可长期存在。

（1）抗 -HAV IgM：是近期感染的标志，在发病后数天即可阳性，一般持续 8 ~ 12 周，3 ~ 6 个月内转阴。临床上多采用酶联免疫吸附试验（ELISA）检测，是早期诊断甲型肝炎最简便而可靠的血清学标志物。

（2）抗 -HAV IgG：出现稍晚于抗 -HAV IgM，在 2 ~ 3 个月达到高峰，可持续多年或终身。属于保护性抗体，具有免疫力的标志。单份阳性表示既往感染或疫苗接种后反应。如果急性期及恢复期双份血清抗 -HAV IgG 滴度有 4 倍以上增长，亦是诊断急性甲型肝炎的依据。

（3）HAV RNA：感染的直接证据，通过如免疫电镜观察和鉴定 HAV 颗粒，体外细胞培养分离病毒，cDNA-RNA 分子杂交法或逆转录聚合酶链反应（RT-PCR）检测 HAV RNA 等，临床少用，只用于实验研究。

（二）病原学诊断

有急性肝炎临床表现，并具备下列任何一项均可确诊为甲型肝炎：抗 -HAV IgM 阳性；抗 -HAV IgG 急性期阴性而恢复期阳性；粪便中检出 HAV 颗粒或抗原或 HAV RNA。

二、乙型肝炎病毒

乙型肝炎病毒（hepatitis B virus，HBV）是嗜肝 DNA 病毒科正嗜肝 DNA 病毒属的一员。HBV 基因组由不完全的环状双链 DNA 组成，中有 4 个开放读码框均位于长链，分别是 S 区、C 区、P 区和 X 区。S 区又分为前 S1、前 S2 及 S 三个编码区，分别编码前 S1 蛋白（preS1），前 S2 蛋白（preS2）及 HBsAg。C 区由前 C 基因和 C 基因组成，编码 HBeAg 和 HBcAg。P 区编码多种功能蛋白，包括具有反转录酶活性的 DNA 聚合酶、RNA 酶 H 等。X 基因编码 HBxAg。

（一）病毒标志物

1. HBsAg 与抗 -HBs　成人感染 HBV 后最早 1 ~ 2 周，最迟 11 ~ 12 周血中首先出现 HBsAg。急性自限性 HBV 感染时血中 HBsAg 大多持续 1 ~ 6 周，最长可达 20 周。无症状携带者和慢性患者 HBsAg 可持续存在多年，甚至终身。HBsAg 本身只有抗原性而无传染性。HBsAg 阳性反映现症 HBV 感染，但阴性不能排除 HBV 感染。抗 -HBs 是一种保护性抗体，在急性感染后期,HBsAg 转阴后一段时间开始出现,在 6 ~ 12 个月内逐步上升至高峰,可持续多年,但滴度会逐步下降。约半数病例抗 -HBs 在 HBsAg 转阴后数月才可检出。少部分病例 HBsAg 转阴后始终不产生抗 -HBs。抗 -HBs 阳性表示对 HBV 有免疫力,见于乙型肝炎恢复期、既往感染及乙肝疫苗接种后。HBsAg 和抗 -HBs 同时阳性可出现在 HBV 感染恢复期,此时 HBsAg 尚未消失,抗 -HBs 已产生;另一情形是 S 基因发生变异,原型抗 -HBs 不能将其清除;或抗 -HBs 阳性者感染了免疫逃避株等。

2. HBeAg 与抗 -HBe　急性 HBV 感染时,HBeAg 的出现时间略晚于 HBsAg。HBeAg 与 HBV DNA 有良好的相关性,因此,HBeAg 的存在表示病毒复制活跃。HBeAg 消失而抗 -HBe 产生称为 e 抗原血清转换。每年约有 10% 左右的病例发生自发血清转换。抗 -HBe 阳转后,病毒复制多处于静止状态,传染性降低。但部分患者长期抗 -HBe 阳性并不代表病毒复制停止或无传染性,研究显示 20% ~ 50% 仍可检测到 HBV DNA,部分可能由于前 C 区基因变异,导致不能形成 HBeAg。

3. HBcAg 与抗 -HBc　血液中 HBcAg 主要存在于 Dane 颗粒的核心,游离的极少以致常规方法难以检出。肝组织中 HBcAg 主要存在于受感染的肝细胞核内。HBcAg 与 HBV DNA 呈正相关,HBcAg 阳性表示 HBV 处于复制状态,有传染性。由于 HBcAg 有很强的免疫原性,HBV 感染者几乎均可检出抗 -HBc,除非 HBV C 基因序列出现极少见的变异或感染者有免疫缺陷。抗 -HBc gM 在 HBV 感染后出现较早,大多数在发病第一周,多数在 6 个月内消失,阳性提示急性乙型肝炎或慢性乙型肝炎急性发作。抗 -HBc IgG 出现较迟,可保持多年甚至终身。与 HBsAg 并存的高滴度抗 -HBc IgG 表示现症感染;与抗 -HBs 并存的低滴度抗 -HBc IgG 表示过往感染。单一抗 -HBc IgG 阳性者可以是既往感染,亦可以是低水平 HBV 感染。

4. HBV DNA　是病毒复制和传染性的直接标志,其定量水平对于判断病毒复制程度,传染性大小,抗病毒药物疗效等有重要意义。前 C 区变异可能与重型肝炎发生有关,我国主要基因型为 B 和 C 型,基因型对疾病预后及抗病毒药物疗效等有一定影响,而基因耐药变异位点检测对核苷类似物抗病毒治疗方案有重要指导意义。

5. 肝组织中 HBV 标志物　目前可检测肝组织中 HBsAg、HBcAg、HBV DNA 和 cccDNA 的存在及分布,对诊断、治疗及预后有较大意义。

(二) 病原学诊断(表 5-2-1)

表 5-2-1　乙肝两对半的主要组合及其临床意义

HBsAg	HBsAb	HBeAg	HBeAb	HBcAb	临床意义
–	–	–	–	–	未感染过 HBV,无免疫力
–	+	–	–	–	注射乙肝疫苗、HBV 感染后已经产生免疫力
+	–	+	–	+	"乙肝大三阳",体内 HBV 复制活跃,是否引起"严重的肝细胞损害,还要依据患者病毒定量、肝功能和临床表现
+	–	–	+	+	"乙肝小三阳",HBV 现症感染,是否引起严重的肝细胞损害,还要依据患者病毒定量、肝功能和临床表现
+	–	–	–	–	意义等同"乙肝小三阳"但需动态监测,患者可向"乙肝大三阳"或"乙肝小三阳"转化
–	+	–	+	+	HBV 感染恢复期,已经产生免疫力

续表

HBsAg	HBsAb	HBeAg	HBeAb	HBcAb	临床意义
−	+	−	−	+	HBV 感染恢复期,已经产生免疫力,但有少数患者出现肝功能异常和 HBV DNA 阳性,需考虑病毒是否发生变异,给予治疗
−	−	−	−	+	1)既往感染恢复但未能检测到 HBsAb;2)低水平 HBV 感染;3)急性感染窗口期
−	−	−	+	+	1)既往感染恢复但未能检测到 HBsAb;2)急性 HBV 感染恢复期
+	−	−	−	−	1)急性 HBV 感染的潜伏期后期;2)慢性携带者
+	−	+	+	+	1)急性 HBV 感染;2)慢性 HBV 携带者/慢性乙型肝炎
+	+	−	−	−	1)HBV 亚临床感染早期;2)不同 HBV 亚型二次感染
−	−	+	−	+	急性 HBV 感染
−	−	+	+	+	急性 HBV 感染
−	+	−	+	−	急性 HBV 感染已产生免疫力
−	−	−	+	−	急性 HBV 感染

三、丙型肝炎病毒

丙型肝炎病毒(hepatitis C virus,HCV)基因组为单股正链 RNA,HCV 基因组具有显著的异质性。根据基因序列的差异,以 Simmonds 的分型命名系统,目前国内外应用 Simmonds 等 1～6 型分型法最为广泛,同一基因型可再分为不同亚型。

(一)病毒标志物

1. HCV Ag　血清中 HCV Ag 含量很低,检出率不高。

2. 抗-HCV　是 HCV 感染的标志,又可分为 IgM 型和 IgG 型。抗-HCV IgM 在发病后即可检测到,阳性提示现症 HCV 感染,一般持续 1～3 个月;如果持续阳性则提示病毒持续复制,易转为慢性。抗-HCV IgG 阳性提示现症感染或既往感染。两者都不是保护性抗体。

3. HCV RNA　感染 HCV 后第 1 周即可从血液或肝组织中检出 HCV RNA,阳性是病毒感染和复制的直接标志。HCV RNA 定量测定有助于了解病毒复制程度、抗病毒治疗的选择及疗效评估等。HCV RNA 基因分型在流行病学和抗病毒治疗方面有很大意义。

4. HCV 基因分型　HCV RNA 基因分型方法较多,其结果有助于制定个体化的抗病毒治疗方案和预判疗效。

(二)病原学诊断

血清抗-HCV IgM 或/和 IgG 阳性,HCV RNA 阳性,可诊断为丙型肝炎。无任何症状和体征,肝功能和肝组织学正常者为无症状 HCV 携带者。

四、丁型肝炎病毒

丁型肝炎病毒(hepatitis D virus,HDV)是一种缺陷病毒,在血液中由 HBsAg 包被,其复制、表达抗原及引起肝损害需有 HBV 或其他嗜肝 DNA 病毒（如 WHV）的辅佐，但细胞核内的 HDV RNA 无需 HBV 的辅助能自行复制。HDV 基因组为单股环状闭合负链 RNA，可与 HBV 同时感染人体，或是在 HBV 感染的基础上重叠感染。当 HBV 感染结束时，HDV 感染亦随之结束。

（一）病毒标志物

1. HDAg　是 HDV 唯一的抗原成分，因此 HDV 仅有一个血清型。HDAg 在病程早期出现，持续时间平均为 21d，阳性是急性 HDV 感染的直接证据；在慢性 HDV 感染中，由于有高滴度的抗 -HD，HDAg 多以免疫复合物形式存在，此时检测为阴性。

2. 抗 -HD IgM　阳性是现症感染的标志，当感染处于 HDAg 和抗 -HD IgG 之间的窗口期时，可仅有抗 -HD IgM 阳性。

3. 抗 -HD IgG　高滴度提示 HDV 感染持续存在，低滴度提示感染静止或终止。

4. HDV RNA　血清或肝组织中检测出 HDV RNA 是 HDV 感染最直接的依据，可采用分子杂交和 RT-PCR 方法检测。

（二）病原学诊断

有现症 HBV 感染，同时血清 HDAg 或抗 -HD IgM 或高滴度抗 -HD IgG 或 HDV RNA 阳性，或肝内 HDAg 或 HDV RNA 阳性。可诊断为丁型肝炎。

不具备临床表现，仅血清 HBsAg 和 HDV 血清标记物阳性时，可诊断为无症状 HDV 携带者。而仅低滴度抗 -HD IgG 有可能为过去感染。

五、戊型肝炎病毒

戊型肝炎病毒（hepatitis E virus，HEV）基因组为单股正链 RNA，可至少分为 4 个基因型，基因 1 型和 2 型只感染人，其中基因 1 型主要来自中亚、东南亚等地区，包括我国新疆 HEV 流行株，基因 2 型分离于墨西哥及少数非洲国家；基因 3 型和 4 型可感染人和多种动物（包括黑猩猩、多种猴类、家养猪等），基因 3 型广泛分布于欧美和日本；基因 4 型流行于亚洲，是我国饲养的猪及我国人群散发 HEV 感染的优势基因型。

（一）病毒标志物

1. 抗 -HEV IgM 和抗 -HEV IgG　抗 -HEV IgM 在发病初期产生，是近期 HEV 感染的标志，大多数在 3 个月内阴转。抗 -HEV IgG 在急性期滴度较高，恢复期则明显下降，其持续时间同病例差异较大，多数于发病后 6 ～ 12 个月阴转，亦有持续几年至十多年的病例报道。

2. HEV RNA　大多数病例呈急性病程，患者仅在发病早期的粪便和血液中存在 HEV，持续时间不长。但间有报道散发慢性 HEV 感染，病例数少且患者多有致机体免疫功能低下的基础疾病。

（二）病原学诊断

急性肝炎患者：①抗 -HEV IgM 高滴度，或由阴性转为阳性，或由低滴度到高滴度，或由高滴度到低滴度甚至阴转；②或血 HEV RNA 阳性，或粪便 HEV RNA 阳性或检出 HEV 颗粒，均可诊断为戊型肝炎。

少数戊型肝炎患者始终不产生抗 -HEV IgM 和抗 -HEV IgG，两者均阴性时不能完全排除戊型肝炎。

（赖　菁）

第三节　细菌培养及药敏试验结果判读

细菌培养是细菌感染性疾病诊断的"金标准"，主要协助回答三个问题：这个疾病是由细菌感染导致的吗？是由哪种细菌导致的？该细菌对哪些抗生素敏感？高质量的细菌培养和药敏试验结果正确判读，是临床准确判断致病菌、指导合理使用抗菌药物的重要依据。

高质量的细菌培养首先需要合格的临床标本采集和送检，实习医师参与了患者的诊断和治疗过程，包括留取标本、联系转运、判读结果、调整用药等多个环节，因此需要了解三点基本要求：①如何采集合格的标本；②尽量在抗菌药物使用之前留取标本；③及时送检微生物实验室。

一、细菌培养标本采集基本原则

1. 尽量在抗菌药物使用前采集标本送检，正确选择采集标本的无菌器皿或培养瓶。如有任何疑问，先充分咨询微生物实验室后再收集标本，尤其是需要经过有创操作获取的标本。

特殊标本、怀疑特殊病原体、怀疑传染性强、存在潜在生物危害风险的标本，必须事先通知微生物实验室。

选择合适的时机采集，如在寒战、体温上升时采集血培养标本、最好留取患者早晨深咳出的痰液标本送检抗酸染色或分枝杆菌培养等。

送检的标本最好是血液、无菌体液、组织等，尽量避免将标本的拭子送检细菌培养。

2. 尽量获取实际感染部位的标本送检，避免临近部位细菌的污染。严格执行无菌操作。留取标本应足量。开放部位采集的标本不送检厌氧培养。必须选择适宜的、无菌、防渗漏的容器存放标本。

3. 标本标识必须完整准确，送检细菌培养的申请单应完整填写、不漏项。尤其应注意正确详细的标注患者姓名、病例号、标本采集日期、来源部位、临床诊断、负责医生的姓名及联系电话。

及时送检并尽可能缩短转运时间。所有细菌培养需要在采集标本后室温下立即送验。组织培养应放至无菌容器并保湿立即送检，严禁用甲醛溶液固定的组织送检。

及时应答微生物实验室提出的问题。有时微生物实验室在标本处理中发现问题（如痰液标本不合格、标识欠完整等）、初步检出病原菌时（如涂片染色镜检发现抗酸杆菌），需要紧急联系医生及时进行应答、并作相应处理。如：对于因质量差被退回的标本，应根据需要酌情尽快重新采集送检。分枝杆菌痰涂片阳性的肺结核患者应及时单间病室隔离等。

二、血培养标本采集及结果判读

1. 根据患者病情及临床怀疑感染细菌的不同种类选择使用何种血培养瓶。通常微生物实验室备有几种不同的培养瓶，如普通需氧瓶、厌氧瓶、儿童瓶、专门的分枝杆菌/真菌培养瓶，以及适用于正在接受或者过去24h内接受过抗生素治疗患者的带有吸附剂的培养瓶。

2. 采血量及采血时机　由于菌血症时外周血中细菌量少，每次静脉穿刺取血量非常重要，通常为婴儿 0.5 ~ 1.5ml，儿童 1 ~ 10ml，成人 20 ~ 30ml。

通常"一套血培养"是指从一个穿刺点采集的血液，至少应包含一个需氧瓶和一个厌氧瓶；但在怀疑念珠菌血流感染时，最好使用两个需养瓶，因为真菌高度需氧；在不除外分枝杆菌感染时，还需包含专门的分枝杆菌培养瓶。所以成年人首次一套血培养采集静脉血 20 ~ 30ml 分 2 ~ 3 个培养瓶送检，如果仅采集单瓶血培养送检，结果判读困难且阳性率很低。

一次脓毒血症（sepsis）发作通常需要送验 2 ～ 4 套血培养。采血间隔时间应依据病情急缓程度决定，以保证最大限度在经验性应用抗菌药物前获得病原微生物的证据。如：怀疑脓毒血症，应在抗生素使用前连续留取 2 套血培养；怀疑急性感染性心内膜炎应在 30min 内从三个不同部位静脉采血，抽取 3 套血培养；怀疑亚急性感染性心内膜炎应在当天抽取 3 套血培养，每次间隔30min 至 1h，24h 后如无菌生长，重复 2 套血培养；不明原因发热的患者应连续抽取 2 套血培养，间隔≥ 1h，24 ～ 36h 后如无菌生长，再重复 2 套血培养。

3. 血培养采血步骤　血培养容易受到皮肤寄生菌群的污染，因此需要在采血的整个过程中严格执行无菌操作。

从静脉留置导管取血容易增加污染风险，应尽量由静脉穿刺采血。除非怀疑静脉留置导管相关来源的感染，在导管取血送血培养的同时，必须留取等量的对侧静脉血一起送培养。取血的部位、时间需要和患者的其他所需信息一起正确详细进行记录，送检。

首先清洁穿刺区域，根据所采用消毒剂不同可选用"三步法"或"一步法"进行消毒，三步法：① 70% 乙醇消毒＞ 30s；② 1% ～ 2% 碘酊 30s 或 10% 碘伏消毒 60s；③ 70% 乙醇脱碘；一步法：葡萄糖酸氯己定作用 30s，或 70% 异丙醇消毒后自然干燥，但不适用于 2 个月以内的新生儿。完成消毒后不可再用手指触摸穿刺部位。

血培养标本必须立即送检，严禁放置冰箱保存。

4. 血培养结果的判读原则　单个血培养阳性标本培养出凝固酶阴性葡萄球菌、棒杆菌、芽孢杆菌、痤疮丙酸杆菌等，通常怀疑是皮肤上的定植菌污染标本形成的假阳性结果，需谨慎解读结果。血培养阳性结果一般提示存在菌血症，临床应积极寻找感染灶，血培养有真菌、革兰氏阴性菌、金黄色葡萄球菌等生长，通常为致病菌。

通过导管（或输液港）和静脉穿刺同时采血送培养，如果培养出同一种菌、并且前者报阳时间比后者早 2h，或者定量血培养，前者培养生长的菌量为后者的 5 倍以上，可以确诊为导管相关血流感染。由于导管容易形成细菌生物膜，抗生素难以彻底清除，临床需要拔除导管，同时剪取导管头或近导管头 5cm 长节段置于带盖无菌器皿中送检细菌培养。常规拔除静脉留置导管时，如无全身感染表现，无需常规送检导管头做细菌培养。

三、痰培养标本采集及结果判读

1. 痰培养标本的种类可以是患者自行咳出的痰液、经诱导咳出的痰液、经支气管镜吸取的痰液等。普通细菌培养送一次，如怀疑真菌或分枝杆菌培养应连续 3d 每天送检。

2. 痰标本的留取，无创痰液标本的留取会受到口腔定植菌的干扰，需要向患者充分交代注意事项、正确引导其成功留取合格的痰液标本送检。

自行咳痰：最好留取晨起第一口痰液送培养。嘱患者留取痰液标本前先行漱口，尽量避免混入唾液、鼻腔回吸物，留取深咳后排出的下呼吸道痰液标本至干燥无菌可密封的容器中，1h 内尽快送检。

诱导咳痰：先用湿牙刷清洁颊黏膜、牙龈、舌头，再用无菌或生理水漱口后，雾化吸入20 ～ 30ml 的 3%NaCl，咳出痰收集至无菌可密封的容器中，1h 内尽快送检。

怀疑结核分枝杆菌感染时，医务人员在痰液标本留取过程中必须按照呼吸道感染病原体做好自身防护规范戴口罩，并且应通知微生物实验室。

3. 痰培养结果的判读原则，为保证痰培养结果的准确性和临床意义，微生物实验室会按照标准先判读痰液标本的质量是否合格，对于明显不合格痰液标本（如唾液）予以退回，或简化对寄生菌群的鉴定、暂缓进一步药物敏感检测,只有在认为有临床意义时再继续进一步鉴定和药物敏感试验。

合格痰标本的标准:痰标本涂片后显微镜下每个低倍镜视野下(×10倍),上皮细胞<10个,白细胞≥25个。微生物实验室会据此判断痰液是否合格,不合格的痰标本将被退回,不进行进一步培养,以免结果误导临床判断。临床医生应了解这些标准,不可要求微生物实验室报告痰培养中生长的"所有微生物",同时尽最大可能,指导患者留取合格的痰标本送验,必要时借助支气管镜检查获得气管吸出物或支气管肺泡灌洗液等标本送检菌培养。

痰培养阳性结果对社区获得性肺炎的诊断价值存在争议,对医院获得性肺炎或呼吸机相关肺炎相对有意义。痰液培养出肺炎链球菌或流感嗜血杆菌,通常提示感染。呈优势生长的革兰氏阴性杆菌或金黄色葡萄球菌,如果与涂片结果一致通常提示感染。金葡菌、铜绿假单胞菌、洋葱博克霍尔德菌对肺囊性纤维化有重要意义。

一些细菌在体外培养条件下不易生长(如嗜肺军团菌)或生长缓慢(如结核分枝杆菌),对于痰培养阴性的患者,不能据此判断没有感染,需要根据临床情况并结合其他辅助检查综合分析判断。

四、尿液培养标本的采集及结果判读

1. 尿培养的注意事项　通常只有在患者有脓尿(尿液分析中有白细胞)时,才考虑留取尿标本送细菌培养。由于尿液标本留取过程中极易污染,尽量留取晨尿和清洁中段尿。任何情况下,严禁从便盆、尿壶、导尿管尖端、尿袋中取尿液送细菌培养。

留取清洁中段尿:必须充分交代患者注意事项,留尿前使用肥皂清洁会阴部皮肤,排去数 ml 的初段尿液后用无菌容器采集中段尿液并尽快于 30min 内送检。

从留置尿管留取尿液:放掉尿管中存积的尿液,夹闭中段<30min,使用 70% 乙醇棉球消毒导尿管的采集港,用注射器无菌操作穿刺采集港留取尿液,注入无菌容器中送检。

经一次性导尿留取尿液:无菌操作导尿,将导尿管中最初流出的 20～30ml 尿液弃去后,用无菌容器留取尿液送检。

2. 尿培养结果的判读原则　通常微生物实验室报告尿标本菌落量>10^5CFU/ml 时做为尿路感染的诊断阈值。但不能据此菌落量来判定其临床意义,例如耻骨上穿刺尿液或急性尿道综合征时,细菌>10^2CFU/ml 也具有意义,而尿液培养中如果检出念珠菌,即使菌落量高,也很少为真正的感染致病菌。

由于无症状菌尿的管理对于抗微生物药物合理使用、减少细菌产生耐药至关重要,美国感染病学会(IDSA)更新了指南,仅建议对于孕妇和将要接受内镜下泌尿外科手术的患者术前留取尿液标本送检细菌培养,发现无症状菌尿应治疗。

如果尿液培养生长出≥3种菌,通常为污染所致;但如果两次经导尿采集的尿液标本均培养出多个来源肠道的细菌生长、并且菌量大时,应警惕肠道泌尿道瘘存在的可能;需要结合临床综合判断。

临床医生不应要求实验室报告所有生长的细菌,微生物实验室通常只对可能的致病菌做药物敏感试验。

五、浆膜腔积液标本的采集及结果判读

浆膜腔积液可以是胸腔积液、腹腔积液、心包积液或关节腔滑膜液等无菌体液。需在严格皮

肤消毒、无菌操作下通过穿刺留取,在床旁将浆膜腔积液注入血培养瓶(可同时送需氧瓶和厌氧瓶),必要时可单独留取浆膜腔积液标本至无菌干燥容器中送检涂片染色镜检或其他病原体相关检查。

由于浆膜腔积液正常时为无菌体液,如培养有菌生长通常提示有临床意义。但在培养结果为凝固酶阴性葡萄球菌和棒状杆菌时,需除外皮肤定植菌污染的可能。

六、抗菌药物敏感性试验的临床意义

1. 抗菌药物敏感性试验　抗菌药物敏感性试验(简称药敏试验)是指微生物实验室对从临床标本培养出的细菌,在体外进行抗菌药物敏感性检测,临床医师据此预测患者使用抗菌药物的体内敏感性,综合患者的其他情况进行抗菌药物的选择,是指导临床医生合理使用抗菌药物的重要参考。

微生物实验室通常采用纸片扩散法测定抑菌圈或肉汤稀释法测定最小抑菌浓度(MIC),进行抗菌药物的敏感性检测,再根据临床和实验室标准化研究所(CLSI)标准,报告每种抗菌药物的药敏结果。在此基础上,许多临床微生物实验室近年来开展了定量扩散梯度法(即 E-test),采用含有不同浓度梯度的抗菌药物纸条,根据培养皿上细菌生长受抑制的纸条的刻度代表此抗菌药物的MIC。

药敏试验报告通常包含 3 部分内容:①鉴定细菌的名称;②每种抗菌药物定量药敏结果,纸片扩散法的结果代表抑菌圈直径,单位以 mm 表示,数值越大,提示此药对细菌抑制作用越明显,而 MIC 法的结果则以 μg/ml 为单位表示,其数值越小,提示此药对细菌抑制作用越明显;③根据CLSI 标准判断每种抗菌药物的定性药敏结果分为:敏感(susceptible,S)、耐药(resistant,R)、中介(intermediate,I),少数情况下也可能有:剂量依赖性敏感(sensitive-dose dependent,SDD)、或无判断标准。

"S"代表"敏感",通常提示在临床使用常规推荐剂量时所达到的血药浓度可以有效抑制细菌生长。

"R"代表"耐药",通常提示在临床使用常规推荐剂量时所达到的血药浓度不能有效抑制细菌生长,或者提示细菌已形成耐药,并可能根据耐药表型推测耐药机制。

"I"代表"中介",通常提示抗菌药物的 MIC 接近临床可达到的血液和组织浓度,细菌生长受抑制程度不如敏感药物。一般认为,如果此抗菌药物在体内特定部位浓度高(如喹诺酮类药物和 β 内酰胺类药物在尿液中浓度高)、或临床增加用药剂量,方可获得临床疗效。

"NI"则代表目前尚缺乏 CLSI 的判断标准。

2. 药敏试验的临床意义判读原则　药敏试验结果仅代表特定抗菌药物对特定细菌的体外敏感性,在不同的药物、细菌之间不可进行直接比较。值得注意的是,临床疗效同时与机体免疫状态、感染部位、细菌产生毒素、生物膜形成、药代药效学参数、给药剂量和间隔、给药途径等因素有关,药敏试验结果的敏感和耐药并不能等同于临床治疗的成功和失败。

细菌培养阴性并不代表没有感染,同样,培养阳性也不代表真正的感染。临床医生应该熟悉本地区或本单位的细菌耐药谱,不断提高临床分析问题解决问题的思维能力,结合病情(如感染部位、动态的炎症指标、影像学结果等)、革兰氏染色涂片、细菌鉴定及药敏试验结果综合考虑,决定抗菌药物的合理选择和规范使用。

(高　燕)

第四节　腹水检查结果判读

正常人体腹腔内有少量液体(20 ～ 50ml)起润滑作用。任何原因使腹腔内液体产生的速度超过吸收的速度,使腹腔内游离液体增多,称为腹水。

在正常情况下,门静脉毛细血管循环,组织间隙及腹腔之间的体液交换,取决于血管内外的流体静力压和胶体渗透压。以公式表示为:

血浆胶体渗透压 - 腹水胶体渗透压 = 门静脉毛细血管压力 - 腹内流体静脉压力

腹水发生的机制包括门脉压力增高、血浆胶体渗透压降低、肝脏淋巴液回流障碍、水钠潴留、腹膜毛细血管通透性增加、腹腔内脏器破裂及腹腔内淋巴管阻塞或破裂等。根据鉴别点不同,腹水有不同的分类方式,如漏出液和渗出液、良性腹水和恶性腹水、门脉高压性和非门脉高压性腹水。最常用的为漏出液和渗出液的鉴别。漏出液为非炎症性积液,形成原因主要为静脉压力和胶体渗透压的改变;渗出液多为炎症性积液,可有血浆内蛋白的渗出、炎症细胞的增加,多为细菌感染所致,也可见于创伤、肿瘤或理化因素刺激。

常用的腹水检查包括腹水常规(外观、比重、细胞总数及分类等)、生化(总蛋白、白蛋白、腺苷脱氨酶、淀粉酶等)、肿瘤标记物、细胞学、细菌学(细菌培养、抗酸染色)等多方面。

一、腹水常规

(一)腹水外观

1. 淡黄色、稀薄透明状　多见于肝硬化及其他良性病变所致的腹水。

2. 乳白色　多为乳糜性腹水。腹水乳白色,不透明,相对密度多在 1.012 ～ 1.021。静置分三层,上层呈乳酪样,中层为水分,下层为不透明或淡黄色沉渣。总固体含量达 4%。镜检有脂肪小球,苏丹Ⅲ呈红色,乙醚试验阳性。总蛋白量 > 30g/L,脂肪含量 > 4 ～ 40g/L,主要为三酰甘油(甘油三酯),少量为胆固醇与磷脂,多因广泛的肠系膜淋巴管或乳糜管破裂所致。常见疾病有腹腔内原发或转移肿瘤、腹腔内炎症性病变(包括结核、肠系膜淋巴结炎、门静脉血栓形成等)、腹膜后肿瘤、胸导管阻塞(炎症、丝虫病、梅毒)、肝硬化、创伤(多由外科手术引起)等。

3. 血性或粉红色　红细胞计数 10 000/mm^3 是粉红色外观的临界值;少于这个浓度将是清亮的或混浊的液体。明显血性:腹水 RBC 计数 > 20 000/mm^3。血性腹水首选考虑恶性肿瘤。结核性腹膜炎、胰腺炎、子宫内膜异位、肠系膜血栓形成、腹部创伤和内脏穿孔可伴有血性腹水。在肝硬化患者,大多数血性腹水是由腹水穿刺损伤引起。

4. 浑浊:大多数不透明的混浊腹水标本是由中性粒细胞引起。中性粒细胞绝对计数少于 1 000/mm^3 的液体可能几乎是清亮的。中性粒细胞计数超过 5 000/mm^3 的液体相当混浊,计数 > 50 000/mm^3 腹水像化脓性一样黏稠。

(二)腹水比重

传统上将腹水比重 > 1.018 视为渗出液,而 < 1.018 为漏出液。

(三)白细胞计数及分类

任何炎症原因引起的腹水均可使腹水中的白细胞计数升高。80% 漏出液中白细胞数 < 100/mm^3,超过多为渗出液。最常见的原因是自发性细菌性腹膜炎(SBP),白细胞总数以及多形核白细胞(PMN)均升高,白细胞计数多 > 500/mm^3,PMN 多 ≥ 250/mm^3。淋巴细胞增多主要提示慢性炎症,如结核、肿瘤、结缔组织病等所致的渗出液。嗜酸性粒细胞增多常见于变态反应和寄生虫所致的渗出液。

二、腹水生化

(一) 腹水蛋白

1. 总蛋白测定　主要用于鉴别漏出液和渗出液。漏出液通常 < 25g/L,渗出液通常 > 30g/L。另外,蛋白电泳可用于对腹水蛋白组分进行分析,渗出液蛋白电泳结果与血浆相近,漏出液蛋白电泳结果常提示 α、γ 球蛋白低于血浆,白蛋白相对较高。

2. 血清腹水白蛋白梯度(SAAG)　血清腹水白蛋白梯度(SAAG)对腹水进行分类优于腹水总蛋白浓度。测定血清和腹水标本中的白蛋白的浓度,然后用血清白蛋白值减去腹水白蛋白值即可。白蛋白梯度的使用是基于胶体渗透 - 流体静力学平衡的概念。如果患者有一高的门脉压力,则必然有一高的胶体渗透梯度与之相匹配。在血清蛋白质中,白蛋白对血清胶体渗透压的形成起主要的作用。在门脉高压患者中,血清和腹水白蛋白浓度差别很大。SAAG > 11.1g/L 为门脉高压性腹水,反之为非门脉高压性腹水(表 5-4-1)。

表 5-4-1　根据 SAAG 对腹水进行分类

高梯度(> 11.1g/L)	低梯度(< 11.1g/L)
肝硬化	腹膜转移癌
酒精性肝炎	结核性腹膜炎
心源性腹水	胰源性腹水
多发性肝转移癌	胆源性腹水
暴发性肝衰竭	肾病综合征
Budd-Chiari 综合征	结缔组织病伴腹水
门静脉血栓形成	肠梗阻或梗塞所致腹水
急性妊娠脂肪肝	
静脉闭塞性疾病	
黏液性水肿	
"混合性" 腹水	

(二) 黏蛋白定性试验(Rivalta 反应)

浆膜上皮细胞在炎症反应的刺激下分泌黏蛋白增加。黏蛋白是一种酸性糖蛋白,等电点为 pH 3 ~ 5,在酸性溶液中出现白色沉淀。漏出液中含量很少,呈阴性反应;渗出液中含量较多,呈阳性反应。可用于鉴别漏出液和渗出液。

(三) 葡萄糖测定

漏出液葡萄糖含量与血糖相近或稍低一些;渗出液中葡萄糖因受细菌或炎症细胞的酵解作用,含量明显降低,尤其是化脓性细菌感染时,常 < 1.12mmol/L。

(四) 脂类测定

胆固醇、甘油三酯、脂蛋白电泳测定对鉴别真性与假性乳糜积液有价值。真性乳糜积液脂肪含量 > 4%,脂蛋白电泳可见明显乳糜微粒区带,积液甘油三酯可高于血清甘油三酯,显微镜检查可见大量脂肪球。

(五)乳酸脱氢酶(lactate dehydrogenase, LD)

LD 广泛存在于人体各组织中(骨骼肌、心肌、肝脾),腹水/血清 LD 比值> 0.6 提示渗出液。恶性肿瘤可由于肿瘤细胞坏死而引起血清 LD 增高。腹水 LD 同工酶分析也有一定价值;恶性腹水中的 $LD_{3,4,5}$ 为主,而肝硬化腹水中以 LD_2 为主。此外感染性腹水 LD 也增高。

(六)腺苷脱氢酶(adenosine deaminase, ADA)

在 T 细胞中活性较强,在结核性腹水中 ADA 活性明显增高,可达正常的 10 倍以上,常> 40U/L;癌性腹水次之;漏出液多正常。当抗结核药物治疗有效时,ADA 也随之下降,可作为抗结核治疗疗效的观察指标。

(七)溶菌酶(lysozyme, Lys)

存在于单核细胞、巨噬细胞和中性多形核白细胞的溶酶体内。炎症时这些细胞释放出溶菌酶,恶性腹水该酶低于其他原因所致的腹水。

(八)淀粉酶(amylase, AMY)

大多数胰腺炎患者因胰腺创伤等所致腹腔积液中,腹水淀粉酶活性可高达血清淀粉酶的数倍至数十倍。另外当食管破裂时,唾液进入腹腔也可引起淀粉酶升高。少数恶性肿瘤积液中的淀粉酶活性也增高。

(九)碱性磷酸酶(alkaline phosphates, ALP)

大多数小肠扭转穿孔患者的腹腔积液中 ALP 活性升高,约为血清 ALP 的 2 倍,发病 2 ~ 3h 即升高,并随病情进展而增加。

三、肿瘤标记物、细胞学、细菌学

(一)肿瘤标志物测定

腹水 AFP 阳性提示肝癌或卵巢内胚层癌。CEA 常用于恶性积液的诊断,尤其是对于腺癌导致的恶性积液诊断价值最高。如 CA125 升高而 CEA 正常,提示卵巢癌或子宫内膜腺癌;而若 CEA 升高,CA125 正常,提示可能来自乳腺或胃肠道癌肿;当两者均正常,提示淋巴瘤或良性渗出液。

(二)细胞学检查

当怀疑恶性腹水时,腹水抽出后立即离心沉淀或采用细胞玻片离心沉淀仪沉淀,用沉淀物涂片进行 HE 或巴氏染色镜检,也可结合免疫组织化学染色。腹水中肿瘤细胞检查,对诊断腹腔原发或转移肿瘤均十分必要。恶性细胞分化异常、形态异常,主要根据细胞核的改变而确定(表 5-4-2)。

表 5-4-2　良恶性腹水的鉴别

分析项目	良性	恶性
外观	血性少见	多为血性
总蛋白	多> 40g/L	20 ~ 40g/L
铁蛋白	< 500μg/L	> 500μg/L
ADA	> 40U/L	< 25U/L
腹水 CEA/ 血清 CEA	< 1.0	> 1.0
腹水 ADA/ 血清 ADA	> 1.0	< 1.0
细胞学检查	仅见炎症细胞	可查见恶性肿瘤细胞

(三) 细菌学检查(染色和培养)

当怀疑感染性腹水时应做腹水细菌染色、细菌培养及药敏。怀疑结核性腹水应做抗酸染色 (表 5-4-3)。

表 5-4-3 漏出液与渗出液的鉴别

分析项目	漏出液	渗出液
原因	非炎症所致(门脉高压、心源性)	炎症、肿瘤、化学或物理性刺激
外观	淡黄,浆液性	不定,血性、脓性、乳糜性等
透明度	透明或微浊	多混浊
比重	< 1.018	> 1.018
凝固	不自凝	能自凝
黏蛋白定性	阴性	阳性
蛋白定量	< 25g/L	> 30g/L
葡萄糖定量	与血糖相近	常低于血糖水平
细胞计数	< 100/mm^3	> 500/mm^3
细胞分类	以淋巴细胞、间皮细胞为主	根据病因,以中性粒细胞或淋巴细胞为主
细菌学检测	阴性	可能找到病原菌

(黄　缘)

第五节　脑脊液检查结果判读

脑脊液(cerebrospinal fluid,CSF)主要来自脑室系统脉络丛的超滤和分泌。生理状态下,血液和脑脊液之间的血脑屏障对某些物质的通透性具有选择性。中枢神经系统任何部位发生任何病变如出血、缺血、阻塞、肿瘤、外伤、水肿、感染、炎症等都可以引起脑脊液的颜色、透明度、细胞数量和化学成分及颅内压发生变化。因此脑脊液的检查对神经系统疾病的诊断、疗效观察和预后判断均具有重要意义。

一、标本采集

一般通过腰椎穿刺术获得脑脊液标本。穿刺后先做脑脊液压力测定。撤去测压管后收集脑脊液于数支无菌试管内,每管 1 ~ 2ml,分别做细菌学、生物化学、细胞计数和分类、免疫学等检查。标本收集后应立即送检,以免放置过久成分性状发生改变而影响检查结果。

二、检验项目

(一) 一般性状检查

1. 颜色　正常脑脊液为无色透明液体。脑脊液可有如下颜色改变。

(1)红色:常因出血引起,主要见于蛛网膜下隙或脑室出血、穿刺损伤。如为蛛网膜下隙或脑室出血,3 管均呈血性,离心后上清液为淡红色或黄色。穿刺损伤在留取 3 管标本时,第 1 管为血性,以后 2 管颜色逐渐变浅,离心后红细胞全部沉至管底,上清液则无色透明。

(2) 黄色:又称黄变症(xanthochromia),常因脑脊液中含有变性血红蛋白、胆红素或蛋白量异常增高引起。蛛网膜下隙出血时,进入脑脊液中的红细胞溶解、血红蛋白破坏,释放氧合血红蛋白而呈现黄变;血清中胆红素超过 256μmol/L 或脑脊液中胆红素超过 8.6μmol/L 时,可使脑脊液黄染;椎管阻塞(如髓外肿瘤)、多神经炎和脑膜炎时,由于脑脊液中蛋白质含量升高(> 1.5g/L)而呈黄变症。

(3) 乳白色:多因白细胞增多所致,常见于各种化脓菌引起的化脓性脑膜炎。

(4) 微绿色:见于铜绿假单胞菌、肺炎链球菌、A 组链球菌引起的脑膜炎等。

(5) 褐色或黑色:见于脑膜黑色素瘤等。

2. 透明度　正常脑脊液清晰透明。病毒性脑膜炎、流行性乙型脑膜炎、中枢神经系统梅毒等由于脑脊液中细胞数仅轻度增加,脑脊液仍清晰透明或微浊;化脓性脑膜炎时,脑脊液中细胞数极度增加,呈乳白色混浊;结核性脑膜炎时细胞数中度增加,呈毛玻璃样混浊。

3. 凝固物　正常脑脊液不含有纤维蛋白原,长时间放置不会形成薄膜及凝块。当有炎症渗出时,因纤维蛋白原及细胞数增加,可使脑脊液形成薄膜及凝块。蛛网膜下隙阻塞时,由于阻塞远端脑脊液蛋白质含量常高达15g/L,使脑脊液呈黄色胶胨状。急性化脓性脑膜炎时,脑脊液静置 1 ~ 2h 即可出现凝块或沉淀物;结核性脑膜炎的脑脊液静置 12 ~ 24h 后,可见液面有纤细的薄膜形成,取此膜涂片检查结核杆菌阳性率极高。

4. 压力　脑脊液压力正常参考范围,成人 0.78 ~ 1.76kPa;儿童 0.4 ~ 1.0kPa;婴儿 0.29 ~ 0.78kPa。颅内各种炎症性病变(化脓性脑膜炎、结核性脑膜炎等)、颅内非炎症性病变(脑肿瘤、脑出血、脑积水等)及某些颅外因素(高血压、动脉硬化、咳嗽、哭泣低渗溶液的静脉注射等)均可使脑脊液压力增高。脑脊液压力减低主要见于脑脊液循环受阻、脑脊液流失过多、脑脊液分泌减少等因素。

(二) 化学检查

1. 蛋白质测定　在生理状态下,由于血脑屏障的作用,脑脊液中蛋白含量极低,主要为清蛋白。病理情况下脑脊液中蛋白质含量增加。

(1) 蛋白定性试验(Pandy 试验)

参考值:阴性或弱阳性。

临床意义:见蛋白定量试验。

(2) 蛋白定量试验:脑脊液中蛋白参考值使用不同的检测方法、在不同的实验室常有较大的变化,此外还受年龄和穿刺部位影响,儿童蛋白含量较低。

参考值:腰椎穿刺 0.20 ~ 0.45g/L。

临床意义:以腰椎穿刺脑脊液中蛋白定量计算,蛋白含量增加见于:①脑神经系统病变使血脑屏障通透性增加:常见原因有出血(蛛网膜下隙出血和脑出血等)、脑膜炎(病毒性脑膜炎时轻度增加,结核性脑膜炎时中度增加,化脓性脑膜炎时显著增加)、内分泌或代谢性疾病(糖甲状腺及甲状旁腺功能减退,尿病性神经病变,尿毒症及脱水等)、药物中毒(乙醇、苯妥英钠中毒、酚噻嗪等);②脑脊液循环障碍:如脑部肿瘤或椎管内梗阻(脊髓肿瘤、蛛网膜下隙粘连等);③鞘内免疫球蛋白合成增加伴血脑屏障通透性增加:如胶原血管疾病、Guillain-Barre 综合征、慢性炎症性脱髓鞘性多发性神经根病等。

2. 葡萄糖测定　较理想的脑脊液中糖检测应在禁食 4h 后作腰穿检查。

参考值:2.5 ~ 4.5mmol/L(腰池)。

临床意义:脑脊液中葡萄糖含量降低主要由于病原菌或破坏的细胞释出葡萄糖分解酶使糖无氧酵解增加;或是中枢神经系统代谢紊乱,使血糖向脑脊液转送障碍,导致脑脊液中糖降低。主要见于:①化脓性脑膜炎:脑脊液中糖含量可显著减少或缺如,但其敏感性只有约 55%,因此,糖含量正常亦不能排除细菌性脑膜炎;②结核性脑膜炎:糖减少不如化脓性脑膜炎显著;③其他:梅毒性脑膜炎、结节病、风湿性脑膜炎、累及脑膜的肿瘤(如脑膜白血病)、症状性低血糖等都可有不同程度的糖减少。脑脊液中葡萄糖含量增高主要见于糖尿病、脑出血、病毒性神经系统感染、下丘脑损害等。

3. 氯化物测定　参考值:120 ~ 130mmol/L(腰池)。

临床意义:结核性脑膜炎时脑脊液中氯化物明显减少,可降至 102mmol/L 以下;化脓性脑膜炎时减少不如结核性脑膜炎明显,多为 102 ~ 116mmol/L;非中枢系统疾病如大量呕吐、腹泻、脱水等造成血氯降低时,脑脊液中氯化物亦可减少。其他中枢系统疾病则多属正常。脑脊液中氯化物含量增高主要见于呼吸性碱中毒、尿毒症、慢性肾功能不全、肾炎等。

(三) 细胞计数及分类(显微镜检查)

正常脑脊液中无红细胞,仅有少量白细胞,当穿刺损伤引起血性脑脊液时,白细胞计数须经校正后才有价值,也可以以红细胞与白细胞之比为 700∶1 的关系粗略估计白细胞数。

参考值:成人(0 ~ 8)×10^6/L;儿童(0 ~ 15)×10^6/L。

临床意义:脑脊液中细胞增多见于:

1. 中枢神经系统感染性疾病

(1)病毒性脑炎、脑膜炎,细胞数仅轻度增加,一般不超过 1 000×10^6/L,以淋巴细胞为主。

(2)结核性脑膜炎细胞中度增加,但多不超过 500×10^6/L,其特性变化是中性粒细胞、淋巴细胞及浆细胞同时存在。

(3)化脓性脑膜炎细胞数显著增加,白细胞总数常在(1 000 ~ 20 000)×10^6/L 之间,分类以中性粒细胞为主。

(4)新型隐球菌性脑膜炎,细胞数中度增加,以淋巴细胞为主。

2. 脑室和蛛网膜下隙出血　为均匀血性脑脊液,除红细胞明显增加外,还可见各种白细胞,但仍以中性粒细胞为主,出血时间超过 2 ~ 3d 可发现含有红细胞或含铁血黄素的吞噬细胞。

3. 中枢神经系统肿瘤性疾病　细胞数可正常或稍高,以淋巴细胞为主。若脑脊液中找到白血病细胞,可诊断为脑膜白血病。

4. 脑寄生虫病　脑脊液中细胞数可升高,以嗜酸性粒细胞为主,脑脊液离心沉淀镜检可发现血吸虫卵、弓形虫、阿米巴原虫、旋毛虫的幼虫等。

(四) 细菌学检查

细菌学检查可用直接涂片法或离心沉淀后取沉淀物制成薄涂片。疑为化脓性脑膜炎,作革兰氏染色后镜检;如疑为结核性脑膜炎,将脑脊液静置 24h 取所形成的薄膜,涂片作抗酸染色镜检;如疑为隐球菌脑膜炎,则在涂片上做墨汁染色,可见未染色的荚膜。亦可用培养或动物接种法进行后续鉴定。

(五) 免疫学检查

1. 免疫球蛋白检测　免疫球蛋白由浆细胞合成和分泌,感染时合成量可增加数倍,脑脊液中也可见增加。

参考值:IgG 0.01 ～ 0.04g/L;IgA 0.001 ～ 0.006g/L;IgM 0.000 11 ～ 0.000 22g/L。

临床意义:

(1) LgG 增加见于结核性脑膜炎和梅毒性脑膜炎、多发性硬化、亚急性硬化性全脑炎等。

(2) IgA 增加见于各种脑血管疾病及脑膜炎。

(3) 正常脑脊液中无 IgM,若出现 IgM,提示近期有中枢神经系统感染(如急性病毒性脑膜炎、急性化脓性脑膜炎)、多发性硬化症及脑肿瘤。

2. 结核性脑膜炎的抗体检测　通常应用 ELISA 法检测结核性脑膜炎患者血清及脑脊液中抗结核杆菌抗原的特异性 IgG 抗体,若脑脊液中抗体水平高于自身血清,有助于结核性脑炎的诊断。用聚合酶链反应(PCR)可检出脑脊液中微量结核杆菌,优点是目前最敏感方法,不足的是易出现假阳性。

3. 乙型脑炎病毒抗原　用荧光素标记的特异性抗体,检测细胞内乙脑病毒抗原,可用于乙脑的早期诊断,但阳性率不高。

4. 肿瘤细胞　当常规细胞学检查脑脊液中癌细胞形态难以肯定或出现假阴性结果时,采用单克隆抗体技术检测脑脊液中癌细胞,不仅有助于癌性脑病的早期诊断,还可鉴定癌性细胞的组织来源。

三、常见脑、脑膜疾病的脑脊液特点(表 5-5-1)。

表 5-5-1　常见脑及脑膜疾病的脑脊液特点(成年人)

| | 压力 /kPa | 外观 | 蛋白质 | | 葡萄糖 / (mmol·L⁻¹) | 氯化物 / (mmol·L⁻¹) | 细胞计数及分类 / (×10⁶·L⁻¹) | 细菌 |
			定性	定量 / (g·L⁻¹)				
正常人	0.78 ～ 1.76	透明	(-)	0.2 ～ 0.45	2.5 ～ 4.5	120 ～ 130	(0 ～ 8),多为淋巴细胞	(-)
病毒性脑膜炎	↑	清晰或微浊	+ ～ ++	↑	正常或稍高	正常	增加,数十或数百,以淋巴细胞为主	(-)
化脓性脑膜炎	↑↑↑	混浊,可有脓块	+++以上	↑↑↑	↓↓↓	↓	显著增加,数千,以中性粒细胞为主	(+)
结核性脑膜炎	↑↑	微混,呈毛玻璃样,静止后有薄膜形成	+ ～ +++	↑↑	↓↓	↓↓	增加,数十或数百,以淋巴细胞为主	抗酸染色可找到抗酸杆菌
隐球菌脑膜炎	↑ ～ ↑↑	正常 ～ 微混,也可乳白、淡黄或红色	+	↑	↓↓↓	↓↓	增加,数百早期以中性粒细胞为主,后期以淋巴细胞为主	墨汁染色可找到隐球菌

续表

	压力 /kPa	外观	蛋白质		葡萄糖 / (mmol·L^{-1})	氯化物 / (mmol·L^{-1})	细胞计数及 分类 / (×10^6·L^{-1})	细菌
			定性	定量 / (g·L^{-1})				
流行性 乙型脑 炎	↑	多清晰 或微混	+	↑↑	正常或稍 高	正常	增加,数十或 数百,早期以 中性粒细胞 为主,其后则 以淋巴细胞 为主	(−)
脑肿瘤	↑↑	无色或 黄色	+ ~ ++	↑	正常	正常	正常或稍增 加,以淋巴细 胞为主	(−)
脑室及 蛛网膜 下隙出 血	↑	血性	+ ~ ++	↑	↑	正常	增加,以红细 胞为主	(−)

(黄泽炳　范学工)

第六节　肝脏影像学检查结果判读

一、肝脏疾病的超声诊断

肝脏是人体最大的实质性器官,位置固定,比较适合超声检查。通过 B 超检查,医生可以判断肝脏是否有纤维化、肝硬化、血吸虫病等,B 超检查可以很直观的表现出肝脏的异常。诊断肝脏疾病时,医生会考虑首选简便、无创伤、相对经济的 B 超检查

(一)肝脏弥漫性病变

1. 肝炎

(1)急性肝炎

1)肝脏:各径线不同程度增大,形态饱满,尤其在肝肋缘下超声易测及肝脏,肝左右叶边缘角变圆钝。肝实质回声较正常减弱,分布稀疏,肝脏后方回声较正常增强。血管壁回声亦相对增强。有时在肝门部或胆囊颈部可见肿大淋巴结。

2)胆囊:胆囊壁增厚＞3mm,模糊不光滑;胆囊腔狭小,胆囊充盈不佳,有时胆囊腔完全闭合;胆囊腔内透声差,囊腔内充填不等量的弱光点回声、漂浮的颗粒状回声或雾状模糊回声。随着肝功能的恢复和临床症状的好转,胆囊可恢复正常。

与细菌性胆囊炎的声像图鉴别:较困难,其共同特点是胆囊壁都可出现不光滑、增厚、呈双边征、囊内透声差;急性肝炎所至胆囊改变特点主要为胆囊腔狭小或闭合,囊壁回声无增强或增强不明显;而细菌性胆囊炎的胆囊声像图则显示胆囊腔多扩大、有胀满感、囊壁外线模糊。慢性胆囊炎胆囊常扩大或者缩小(而非狭小),囊壁回声多增强。超声 Murphy 征阳性对鉴别诊断有重要意义,超声 Murphy 征阳性者可确诊为胆囊炎,而单纯急性乙型肝炎患者的超声 Murphy 征为阴性。

　　3)脾脏:可轻度肿大,可随炎症的减轻而恢复正常。

　　(2)慢性肝炎

　　1)肝脏:体积轻度增大或正常,或仅有右叶轻度肿大。肝表面尚平滑,肝脏下缘角变钝。肝实质回声随肝损害程度的加重而增粗、增强。结缔组织增生明显时,肝实质内可见弥漫分布的短条状回声,有时可见低回声或高回声小结节。肝静脉及门静脉在病变早期可显示正常,随着病情的进展其末梢支显示不清晰,肝静脉可变窄,管壁不平整;属支显示欠清晰或分辨不清。

　　2)胆囊:呈多样化改变,胆囊壁可表现为僵硬回声增强,也可稍增厚、内壁毛糙,常合并胆囊息肉,囊内有时可见弱回声或中等回声沉积物。肝功能损害严重者,胆囊壁可明显增厚,从数毫米至20余毫米不等,可呈“双边征”或多层状改变,胆囊腔可变狭小,其内可见低回声沉积物。

　　3)脾脏:慢性肝炎脾脏可正常或增大,最大切面脾长径超过12cm,厚度超过4cm,但脾下极未超过肋缘为轻度肿大,超过肋缘下未及脐水平为中度肿大,平脐或超过脐水平为重度肿大。脾静脉可随脾脏的增大而不同程度的扩张,彩色多普勒示脾动脉、脾静脉内血流速度增快,血流量增多。

　　(3)重型肝炎

　　1)肝脏:肝脏缩小、变形,肝包膜出现皱褶,不光滑。肝实质回声可呈网状、斑片状或颗粒状“地图样肝”或“虫蛀样”图像。肝大块坏死时,可见门静脉扭曲移位。

　　2)胆囊萎缩,壁水肿增厚,胆汁透声性差,常可见胆泥样弱回声。

　　3)脾脏可轻度肿大。

　　4)重型肝炎多伴不同量腹水的形成。

　　(4)肝炎的彩色多普勒超声表现

　　1)门静脉:一般认为门静脉血流速度可随肝损害程度的加重而减慢。有研究发现,门静脉管径(PD)与炎症程度(G)及纤维化分期(S)呈显著性正相关,门静脉血流峰值(PV)与G及S呈负相关。

　　2)肝静脉:肝静脉管径及多普勒波型的变化均与肝纤维化程度(S)有显著性相关,随着纤维化程度的不断加重,肝静脉内径逐渐变细。如分别将S0~1、S2~3、S4归为轻度、中度、重度纤维化,不同程度纤维化的肝中静脉管径(单位:cm)分别为7.39 ± 0.98、6.44 ± 1.03、5.90 ± 1.10。

　　3)肝动脉:Tanaka等报道急性肝炎时肝动脉管径及收缩期、舒张期血流速度均较正常高,恢复期明显下降,而肝动脉阻力指数在急性期低于正常,恢复期则升至正常水平。

　　4)脾脏血流:慢性肝炎及早期肝硬化阶段主要表现为脾动、静脉血流量明显增加,脾动、静脉的管径、最大流速、平均流速、血流量均较正常肝脏有所增高。研究结果显示,脾静脉管径、脾动、静脉血流参数能很好地反映病毒性肝炎纤维化病变程度。

　　2. 肝硬化　　肝硬化是慢性肝炎病变的延伸,早期声像图表现与慢性肝炎难以划定明确的界限。肝硬化时肝表面出现明显凹凸不整;肝内血管分支不易分辨;肝实质回声增高,粗乱且分布不均;门静脉、脾静脉扩张等。慢性肝炎时其声像改变尚达不到以上程度。

　　(1)直接征象

　　1)肝脏切面形态失常,肝脏各叶比例失调,肝脏弥漫性增大(肝硬化早期)或缩小(肝硬化晚期),以右后叶萎缩明显,左外叶及尾状叶增生肿大。

　　2)肝脏表面不光整,呈波浪状、锯齿状或驼峰状改变。

　　3)肝实质回声紊乱,肝内光点分布不均,回声增粗,增强,可呈网络状、边界不清的斑片状等改变。肝细胞反复破坏及再生可形成具有立体轮廓的低回声、等回声或高回声结节,超声能够显示的结节多大于 5mm,多数在 10 ~ 20mm 之间。超声造影对鉴别结节的性质有很大帮助,动脉相造影剂的快速充盈及门脉相和窦状隙相的快速廓清是 HCC 的典型特征,尤其是门脉相和窦状隙相的快速廓清临床意义较大。

4)肝内管道系统早期无明显异常,晚期肝静脉内径变细或粗细不均,可出现管壁受压,走行扭曲,僵硬或消失;肝动脉可出现代偿性增宽;肝内门静脉小分支出现扭曲变细,管壁回声增强,门脉主干及二、三级分支增宽,有时可见门脉血栓和门脉海绵样变性。

(2)间接征象

1)胆囊可肿大,壁可水肿增厚,达 5 ~ 20mm,可呈均一的高回声、双层壁或多层状改变。

2)脾脏肿大较病毒性肝炎常见且程度重,多表现为脾实质回声增强,脾厚 ≥ 40mm,长度 ≥ 120mm,可以出现巨脾。脾静脉扩张、纡曲,脾静脉扩张明显者,脾门部可显示为蜂窝状无回声区,呈脾静脉怒张,内径 ≥ 9mm,甚至超过门静脉内径。

3)腹水:腹水多表现为透声性好的液性无回声区。少量腹水在肝前、肝周多见,也可局限在肝肾隐窝或下腹部。

4)门脉高压是肝硬化患者的典型而特异的征象。表现为:①门静脉内径增宽,主干内径多 ≥ 14mm,彩色多普勒超声显示门静脉血流速度减低,可出现双向血流或反向血流,门静脉血流速度多 < 15cm/s。有栓子时,可见充盈缺损,当门静脉 - 肝动脉瘘时,门静脉内可测到高速动脉性血流信号;②脾脏肿大,脾静脉增宽,脾静脉多 ≥ 9mm;③侧支循环开放:脐静脉开放,肝圆韧带内出现无回声的管状结构,自门脉左支囊部向前延至脐,频谱多普勒表现为门静脉样血流。冠状静脉(胃左静脉)扩张,显示为胰头前上方多发的不规则囊状结构,易误诊为多发肿大淋巴结或胰腺囊肿。

5)肝静脉变细,肝硬化患者肝静脉扭曲变细或显示不清,肝静脉的正常三相波形可消失。

6)肝动静脉短路形成,超声造影可见肝动静脉渡越时间缩短,多小于 12s。

3. 血吸虫性肝病

肝脏左叶增大,右叶缩小,肝实质回声分布不均匀,呈斑块状、网络状或地图样回声分布。肝内门静脉管壁明显增厚,内径变细,门静脉走向扭曲,肝质地中等。当出现肝叶萎缩、比例失调、脾脏肿大、腹水形成、侧支开放等超声声像图表现,则表明已发展为血吸虫肝硬化。

4. 肝结核　继发于肺、肠道或其他部位的结核经肝动脉、门静脉等播散到肝脏。其声像图表现可分为两型:

(1)粟粒性肝结核:肝脏肿大,肝实质内回声增粗,分布不均,与病毒性肝炎时的弥漫性肝损害很难鉴别。

(2)肝结核瘤:病变早期表现为均匀的低回声结节,边界清楚,当发生液性坏死时结节内可出现不规则的无回声液性暗区。病程持续时间较长以后,结节内由于干酪样坏死灶的纤维化、钙化可形成不规则的片状强回声,后伴声影。部分患者伴有肝门部或腹腔淋巴结肿大。彩色多普勒一般显示结节内血供较少。

5. 淤血性肝病　淤血性肝病是右心衰竭下腔静脉回流受阻,继而肝静脉回流受阻而引起的肝脏淤血。其超声声像图表现为:肝脏体积增大,为左、右肝叶普遍性肿大,形态饱满,边缘钝。肝静脉内径明显增宽,并可见到肝静脉搏动,下腔静脉内径明显扩张。在吸气时,其内径较少改变,肝实质回声可无改变或回声略增粗,分布均匀。淤血性肝病需与肝炎伴肝脏肿大及下腔静脉阻塞综合征鉴别。

6. Budd-Chiari 综合征(Budd-Chiari syndrome,BCS)　Budd-Chiari 综合征是下腔静脉闭塞致

静脉血液回流受阻而产生的一系列综合征。其超声声像学特点：肝整体增大，肝实质回声粗乱。肝静脉及下腔静脉显著扩张，可见到下腔静脉到右房间的狭窄或闭塞部位。腹部脏器及双下肢静脉淤血扩张。彩色多普勒可见扩张的下腔静脉血流速度减低、无血流或血流方向改变；狭窄部位的血流速度增大。

7. 脂肪肝　肝大，边缘变钝；肝实质前段回声细密增强，后段回声逐渐衰减，出肝面光带显示不清或不显示，肝内管道结构显示模糊或不显示，肝肾回声对比增大。

非均匀脂肪肝的多发脂肪浸润可表现为肝内多发强回声结节（局灶性脂肪浸润），非均匀脂肪肝基础上残存正常肝组织可表现为局限性低回声结节（称局灶性脂肪游离区或肝岛），有无占位效应和血管的推压移位有助于非均匀脂肪肝与肝转移癌的鉴别。超声造影时，局灶性脂肪浸润和局灶性脂肪游离区均表现为与肝脏同步的造影信号充盈和廓清。

8. 肝淀粉样变性　肝显著肿大，肝包膜光滑，肝内回声细密均匀，一般不会出现明显的占位病变。肝静脉压迫变细，血流频谱呈单相改变，门静脉不扩张。脾轻度肿大或不肿大。但确诊需依靠穿刺活检。

9. 肝豆状核变性　肝豆状核变性又称 Wilson's 病，是一种常染色体隐性遗传的铜代谢障碍所引起的家族性疾病，其声像图一般无特征性表现，可发现肝脏增大，肋缘下可探及，包膜增厚，肝实质回声增强增粗，少数病例可出现肝内弥漫分布的颗粒状结节回声，大小一般＜5mm。彩色多普勒示肝内血管稀少。

（二）局灶性肝病（肝占位性病变）

1. 原发性肝癌　原发性肝癌（primaryhepatic carcinoma，PHC）分为来源于肝细胞的肝细胞癌（hepatocellular carcinoma，HCC）和来源于胆管上皮的胆管细胞癌（cholangiocarcinoma）以及来源于二者的混合型肝癌。其中 90% 以上为 HCC。

（1）原发性肝癌的超声分型及直接超声征象：原发性肝癌超声分型与病理分型大体相同，分为巨块型、结节型和弥漫型。其超声表现亦可分为：

1）巨块型：肝实质巨大实性肿块，肿块直径大于 10cm，一般位于肝右叶，少数呈外生性，有带血管的蒂与肝脏相连。肿块多呈球形膨胀性生长，一般边界清楚但不规则，少数在肝实质中呈浸润状生长，表现为边界模糊。肿块多呈强回声，强回声中多可见不均质低回声，部分中心可有坏死性液化腔。有时可见多个结节融合而成的特征性表现。肿块边缘可有低回声声晕，较薄，表现为外线模糊，内线清楚。肿块周边区域，有时可见直径 1～2cm 的子结节。彩色多普勒一般显示肿块内有血供，可以有较粗大的血管直接伸入肿瘤内并发出分支供应肿瘤，部分则表现为围绕肿块周边丰富的血流并向瘤内发出众多小的分支。频谱多普勒一般表现为丰富的动脉样血流，多为高速高阻的血流信号。超声造影多能显示造影剂快进快出的典型特征，有利于定性诊断。

2）结节型：结节型肝癌多在肝硬化背景下发生，可表现为肝实质回声增粗增强。肝实质内结节相对较小，一般小于 5cm，多为单发，亦可多发。病变形态一般较规则，呈圆形或椭圆形，边界较清楚。肿瘤内部回声多不均匀，可呈低回声、等回声、高回声及混合性回声。直径＜3cm 的肝癌以低回声多见，而较大的肿瘤多呈混合性回声或强回声，若出现中心液化坏死可呈中心不规则的液性暗区。强回声肿块可出现侧边声影，等回声、低回声肿块后方回声可有轻度增强。肿块周边可见薄的声晕。彩色多普勒一般可显示肿块血供，其内及周边可探及丰富的动脉血流信号。有些可在内部探及门静脉样血流。超声造影多能显示造影剂快进快出的典型特征，有利于定性诊断。

3）弥漫型：该型肝癌多显示肝脏形态明显失常，表面呈结节状。肝实质可见成团或粗大斑块状强回声弥漫不均匀地分布于肝实质内,有时可见弱回声结节混合在强回声区域内,难以分辨出肿块的边界及确切的肿块。肝内管道系统走行扭曲、变形。门静脉管壁亮线显示不清或残缺,常于管腔内探及到实变的癌栓回声,该征象是诊断弥漫型肝癌的重要特征。部分小强回声结节周边可伴低回声声晕。彩色多普勒超声显示肝门部肝动脉明显扩张,肝内血流丰富,血管分布紊乱,肝内易引出高速动脉血流。门静脉流速缓慢,部分呈现充盈缺损,如在实变的门静脉内引出动脉血流信号,对明确诊断癌栓具有很高的特异性。

(2) 原发性肝癌的间接超声征象

1) 肝脏肿大,形态失常,近肝表面的肿块可突起,使肝下缘变钝,或呈"驼峰征"改变。巨块型肝癌可见肝门向对侧移位,横膈抬高,胆囊以及右肾受压。

2) 肝内正常结构紊乱,肿块附近的血管绕行、抬高、受压和中断以及叶间裂的受压变形。

3) 肿块侵及肝胆管或肝门时可引起局部或整个肝内胆管扩张,出现胆管栓塞。

4) 肝癌常侵犯门静脉,造成门静脉栓塞。超声门静脉癌栓的表现为:门静脉局限性扩张增宽,管壁部分破坏残缺、变形。门静脉内出现局限性实性回声,一般为中等偏强或偏低回声。彩色多普勒可显示门静脉内血流信号减弱或消失,门脉周边可见丰富的侧支循环形成,形成门静脉海绵样变,于门脉内引出动脉血流,是诊断癌栓的可靠依据。

5) 肝门部、胰腺周围及腹膜后大血管旁可有肿大的淋巴结。

2. 转移性肝癌　转移性肝癌一般表现为肝内多发、大小相似、回声相近的肿块,肝内出现两个以上(极少有单个)大小相仿的圆形或椭圆形实质回声肿块,内部回声呈多样化。主要与原发灶的病理类型不同有关,但同一患者肝内所有肿瘤回声应为相同,肿瘤内一般无血流信号。结合病史及彩色多普勒综合判断,超声造影有一定的鉴别意义,鉴别诊断困难者需作活检。

3. 局灶性结节增生(FNH)　其结构类似于正常肝组织,有多个结节组成,间有从中间向外周辐射的纤维带状结构。彩色多普勒有时可探及粗大的供血动脉从中央流向外周。超声造影约半数患者在动脉相可出现特征性的辐轮状增强,即造影信号从肿块的中央向外周增强,延迟相如中央出现星状或线状低回声也颇具诊断意义。

4. 肝腺瘤　肝腺瘤(hepatocellular adenomas, HCA)是一种罕见的良性肿瘤,多见于长期口服避孕药的成人,男女比例为 1 : 8 ~ 1 : 10。HCA 有四种不同亚型:炎症型、肝细胞核因子 1α 失活型、β- 连环蛋白激活型、未分类型。

IHCA 的主要特征是动脉期丰富的血供呈向心性充填及早期"短棒"状及周围血管强化,门静脉晚期大多数 IHCA 可见边缘持续强化的同时中心廓清呈低回声。HHCA 由于均匀的脂肪分布而呈均匀的高回声(特异度91%),超声造影动脉期呈向心性或混合性填充,门静脉期及门静脉晚期呈等回声。一般不会出现延迟期中心廓清,周边持续强化。BHCA 一般表现为不均匀稍高回声,超声造影示动脉期不均匀向心性强化和延迟期周边强化。

5. 肝脏炎性假瘤　这是一组以病源微生物肝脏内感染、在肝内形成类似肿瘤的疾病。二维超声多为不规则低回声区,边界清晰,后方回声无明显变化。保守治疗可见病灶缩小或消失有助于鉴别诊断。超声造影具有造影剂快进快出的特征,应注意结合临床与肝脏恶性肿瘤相鉴别。

6. 肝血管瘤

(1)肝脏毛细血管瘤:在肝内出现圆形或椭圆形高回声,边界清晰,边缘不整齐,呈花边状。肿瘤大小常较小,直径一般在 1 ~ 3cm,彩色多普勒探测由于血流速度甚低,大多数病变均难以显示血流。

(2)海绵状血管瘤:本型血管瘤一般较大,形态不规则,内部呈网络状低回声,边缘回声增强。

彩色多普勒探测可有星点状血流信号。

7. 肝脓肿　由细菌性或阿米巴原虫感染引起的肝内局灶性炎性改变,呈单发或多发。其典型声像图特征为壁厚,内膜粗糙呈"虫咬状",为无回声或不均匀回声光团,边界模糊,脓肿壁厚薄不均匀,彩色多普勒显示内部有条状彩色血流,脉冲多普勒可测及动脉血流频谱,阻力指数较低。超声造影可见包块呈一无造影剂信号区。

8. 肝囊肿　表现为大小不等的无回声暗区,壁薄边清,一般呈圆形或椭圆形,表面光滑,后方回声增强,彩色多普勒示其内无血流信号。

9. 肝包虫

(1)肝囊型包虫病

1)单纯囊肿型:无并发症的早期原发性包虫囊肿。超声显示为肝内圆形或类圆形无回声病灶,囊壁光滑而完整,呈双层结构,后方回声增强。囊肿的大小及囊壁的厚度与"虫龄"有关。随着包虫的发育、成熟,囊砂(头节)增多,显示为沉积于囊肿底部的密集点状强回声,随着体位的改变而漂浮于囊液中,呈典型的"落雪征"表现。

2)内囊塌陷型:包虫代谢障碍、创伤或感染引起的内囊破裂漂浮于囊液中。超声显示内囊壁为卷曲或折叠的膜状回声,呈"水中百合花征"。

3)多子囊型:超声显示为边界清楚的圆形或椭圆形无回声病灶,壁厚,囊内可见大小不等的小囊状结构,呈"蜂房状"或"车轮状",为典型的"囊中囊样"改变。

4)坏死实变型:包虫囊内液体逐渐吸收,大量变性坏死的胶泥样内囊皮充满其间,超声显示为实质性病灶,病变有清楚的包膜,与周围肝组织分界明确,内部呈强弱不等的杂乱回声,表现为膜状回声堆积成层状。

5)钙化型:包虫囊肿内充满干酪样物质,外囊壁增厚粗糙,并有钙盐沉积,囊壁明显钙化,如部分钙化超声显示为弧形强回声,后方伴有宽大的声影。若囊壁完全钙化时表现为蛋壳样钙化。钙化程度越重,后方声影越明显。

(2)肝泡型包虫病

1)二维超声:肝泡型包虫病与肝囊型包虫病的超声表现完全不同,结合其病理变化,分为浸润、钙化及液化坏死等三个不同的病理过程,较大的肝内病灶的中央出现不规则无回声区,内透声差,内壁极不规整,没有明显的腔壁,周边实性部分与肝实质分界不清,并伴有点状强回声钙化沉积,后方回声增强,呈"空腔征";病灶的实性部分表现为伴有多数点状、小圈状钙化的实质性的病灶,后方伴有明显声衰减或"瀑布状"的声影;肝内病灶呈结节状弥散分布,结节间无明显正常肝实质回声,病变肝叶或肝段普遍性增大,可见散在的钙化,周边模糊不清,后方伴声衰减。

2)彩色多普勒血流显像(CDFI)及彩色多普勒能量图:肝泡型包虫病病灶内部基本无血流信号,即"乏血供"特点,而病灶周边区可见条状或短棒状的血流信号,在进入病灶边缘处呈"截断状"。

二、肝脏疾病的 CT/MRI 影像学诊断

CT 指的是电子计算机断层扫描,CT 检查方式主要有平扫和增强平扫两种。CT 检查对于肝硬化的确诊率高达 80%。大多数肝脏占位性病灶比较容易检出,但是有的肝脏病变做普通的 CT 平扫是不能准确发现病灶的,需要进行肝脏增强 CT。

磁共振也是诊断肝脏疾病的主要影像学检查之一。磁共振检查包括常规核磁和动态增强核磁,是安全、准确、无创伤、对人体无害的检查。磁共振对发现早期的肝癌有重要意义,它不仅可以

作定性诊断,还能为医生提供比较详细的信息便于医生做诊断。

(一)肝脏弥漫性病变

1. 肝硬化

(1)肝硬化的 CT 诊断

1)肝体积缩小,各叶比例失调(肝右叶小,左叶或尾状叶增大),肝表面波浪状,肝密度不均匀,肝裂增宽即可诊断为肝硬化。若同时有脾大(长径超过 5 个肋单元或脾下缘超过肝下缘),肝脾周围有水样密度影围绕(腹水),脾门、食管下端和胃底周围有结节状或条状影(静脉曲张),则可诊断为肝硬化合并门脉高压。

2)肝再生结节在平扫时表现为稍高密度,增强扫描动脉期和门脉期都表现为等密度。这是由于再生结节及其周围组织都以门静脉供血为主,故增强后强化程度趋向一致。

3)一定要注意是否合并有肝细胞肝癌。

(2)肝硬化的 MRI 诊断

1)肝体积缩小,各叶比例失调(肝右叶小,左叶或尾状叶增大),肝表面波浪状,肝信号不均匀,肝裂增宽即可诊断为肝硬化;若同时有脾大(长径超过 5 个肋单元或脾下缘超过肝下缘),肝脾周围有水样信号影围绕(腹水),脾门、食管下端和胃底周围有结节状或条状影(静脉曲张),则可诊断为肝硬化合并门脉高压。

2)再生结节在 T1WI 为等信号,T2WI 为低信号。脂肪变区的再生结节在 T1WI 上呈高信号。

2. 脂肪肝

(1)脂肪肝的 CT 诊断

1)CT 平扫显示肝的密度降低,呈弥漫性或局灶性分布;CT 值测量低于正常,严重者出现负的 CT 值。增强扫描肝内血管强化,走行正常。如果肝 / 脾 CT 值之比 < 0.85,则可诊断脂肪肝。

2)肝内局灶性低密度灶,形态不规则,无占位表现;增强扫描病灶不强化,但病灶内血管强化,走行正常可诊断为局灶性脂肪浸润。

3)严重的脂肪肝,肝的密度可低于肝内血管密度,在 CT 平扫时肝内血管可显示为高密度影。

(2)脂肪肝的 MRI 诊断

常规 MRI 扫描(SE 序列)对诊断脂肪肝不敏感,无论从信号强度还是弛豫时间均难以与正常肝组织区分。

(二)局灶性肝病(肝占位性病变)

1. 肝细胞性肝癌

(1)肝细胞性肝癌的 CT 诊断

1)结节型肝细胞肝癌:CT 平扫肝内结节状低密度灶,增强扫描呈"快进快出"的强化特点:动脉期,全瘤灶强化,密度高于同层正常肝组织;门脉期瘤灶密度迅速降为低密度灶,密度低于同层正常肝组织;延迟扫描不强化;同时有或无肝硬化、门脉高压表现,血清 AFP 升高,可诊断为结节型肝细胞肝癌。

2)巨块型肝细胞肝癌:CT 平扫肝内大块状低密度灶,形态不规则,边界不清楚,密度不均匀,内有斑点状、条状、大片状更低密度灶,增强扫描病灶呈不规则强化,内有不强化区;强化区在动脉期密度高于同层正常肝组织,门脉期密度迅速降为低密度灶,密度低于同层正常肝组织;延迟扫描不强化;同时有或无肝硬化、门脉高压表现,血清 AFP 升高,可诊断为巨块型肝细胞肝癌(浸润性生长)。

CT 平扫肝内圆形或椭圆形低密度灶,轮廓光整,边界清楚,周围有一圈低密度影围绕(称为晕圈征,系肿瘤的假包膜形成);增强扫描病灶呈不规则强化,内有不强化区,周围假包膜显示更加清楚。强化区在动脉期密度高于同层正常肝组织,门脉期密度迅速降为低密度灶,密度低于同层正常肝组织;延迟扫描不强化;同时有或无肝硬化、门脉高压表现,血清 AFP 升高,可诊断为巨块型肝细胞肝癌(膨胀性生长)。

若肿块周围还有结节灶,提示肝内转移;若动脉期有静脉提早显示,提示肿瘤内有动静脉短路;若门静脉内有充盈缺损,提示有门静脉癌栓形成;若后腹膜和肝门部有肿大淋巴结,提示淋巴转移。

3)弥漫型肝细胞肝癌:CT 平扫全肝内弥漫分布有无数的低密度小结节,大小从几 mm 到 1cm 不等,无巨块病灶存在;增强扫描,动脉期病灶明显强化,密度高于肝;门脉期肿瘤密度低于肝。同时有或无肝硬化、门脉高压表现,血清 AFP 升高,可诊断为弥漫型肝细胞肝癌。

4)肿瘤假包膜、血管受侵犯是肝癌诊断的可靠征象。

(2)肝细胞性肝癌的 MRI 诊断

1)T1WI 上肿瘤呈稍低或等信号,信号可均匀或不均匀;肿瘤内有脂肪变或出血则出现高信号灶,有坏死囊变区则出现更低信号灶。肿瘤假包膜表现为环绕肿瘤周围的低信号环。

2)T2WI 上肿瘤表现为稍高信号,信号可均匀或不均匀(呈镶嵌状改变);肿瘤内的脂肪变或出血表现为高信号,瘤周水肿和瘤内坏死囊变区也为高信号;瘤内纤维间隔呈低信号;门静脉周围出现高信号套袖状水肿,或肿瘤内出现高信号或流空的血管影,提示肿瘤累及血管。

3)门静脉、肝静脉和下腔静脉在 T1WI 上呈较高信号,T2WI 上信号较低,则提示血管内有瘤栓。MRI 静脉造影可清楚显示血管内的瘤栓,表现为高信号静脉内有低信号的充盈缺损影。

4)肝细胞性肝癌 MRI 的其他诊断要点包括增强特点都与 CT 相同。

2. 胆管细胞型肝癌

(1)胆管细胞型肝癌的 CT 诊断

1)胆管细胞型肝癌(实质性改变):CT 平扫示肝内结节状或肿块状低密度灶,边缘清楚或不清,瘤内有条状或小圆形更低密度影(扩张的胆管),肿块周围可有扩张的胆管并伴有结石,局部肝叶可有萎缩;增强扫描肿块呈"慢进慢出"的强化特点:动脉期肿块轻度无定形强化,门脉期和延迟期强化逐渐明显,强化密度高于同层肝组织;肿块内长条状或小圆形低密度影不强化(系扩张的胆管),结合临床患者无乙肝、肝硬化,血清 AFP 检查阴性可诊断为胆管细胞型肝癌(实质性改变)。

2)胆管细胞型肝癌(坏死性改变):CT 平扫示肝内结节状或肿块状低密度灶,边缘清楚或不清,肿块周围可有扩张的胆管并伴有结石,局部肝叶可有萎缩;增强扫描见肿块内大部不强化,周围薄层不完全的环状强化,强化带内缘可见条索状或锥状的强化影向中心无强化区呈长短不一的延伸,强化环早期强化密度低于同层肝组织,晚期出现延迟强化,强化密度高于同层肝组织;结合临床患者无乙肝、肝硬化,血清 AFP 检查阴性可诊断为胆管细胞型肝癌(坏死性改变)。

3)胆管细胞型肝癌(混合性改变):CT 平扫示肝内结节状或肿块状低密度灶,边缘清楚或不清,瘤内有条状或小圆形更低密度影,肿块周围可有扩张的胆管并伴有结石,局部肝叶可有萎缩;增强扫描肿块呈不规则强化(既有周围的环形强化又有内部的强化),早期强化密度低于同层肝组织,晚期出现延迟强化,强化密度高于同层肝组织;结合临床患者无乙肝、肝硬化,血清 AFP 检查阴性可诊断为胆管细胞型肝癌(混合性改变)。

(2)胆管细胞型肝癌的 MRI 诊断

T1WI 肿块呈略低信号,T2WI 肿块呈不均匀高信号。其他诊断要点包括增强特点都与 CT

相同。

3. 肝转移瘤 患者多有原发恶性肿瘤病史,血清 AFP 检测阴性。CT 表现为局灶性低密度影,MRI 表现为 T1WI 低信号,T2WI 高信号,增强扫描都有强化表现。肝内多发结节灶,病灶中心常见坏死,CT 增强扫描或 MRI T2WI 出现典型"牛眼征"。周围无假包膜。一般无肝硬化和门脉高压表现。血清 AFP 阴性。

(1) 肝转移瘤的 CT 诊断

1) CT 平扫肝内单发或多发低密度灶,增强扫描病灶有强化,结合患者其他部位有原发恶性肿瘤病史,都要考虑肝转移瘤可能。必要时需要做肝穿刺活检才能鉴别。

2) CT 增强扫描出现"牛眼征"改变对肝转移瘤诊断具有一定的特征性。表现为病灶中心无强化呈低密度,边缘高密度强化,最外层又低于肝实质。

3) 肝内多发病灶且有"牛眼征"表现,是肝转移瘤的典型表现,即使患者无其他部位原发恶性肿瘤病史,也要首先考虑肝转移瘤,建议做全身的仔细检查,特别是消化系统。

(2) 肝转移瘤的 MRI 诊断

1) 肝内单发或多发病灶,T1WI 呈略低信号,T2WI 呈高信号,增强后病灶有强化,结合患者其他部位有原发恶性肿瘤病史,都要考虑肝转移瘤可能。必要时需要做肝穿刺活检才能鉴别。

2) "牛眼征"或"靶征"的出现对肝转移瘤诊断具有一定的特征性。表现为 T2WI 上病灶中心呈高信号(坏死液化),周围有宽度不等的低信号环(可能与纤维结缔组织形成和凝固性坏死有关),有的在低信号环的周围还有一个比正常肝实质信号高的环(可能与生长活跃的肿瘤细胞及细胞坏死有关)。

3) 肝内多发病灶且在 T2WI 上出现"牛眼征"或"靶征"表现,是肝转移瘤的典型表现,即使患者无其他部位原发恶性肿瘤病史,都要首先考虑肝转移瘤。

4. 肝腺瘤

(1) 肝腺瘤的 CT 诊断:CT 平扫的典型表现为边界清楚的等或低密度灶,由于出血、坏死及纤维化可表现为不均匀密度。45% ~ 60% 的 HCA 动脉期明显强化,门静脉期及延迟期减退。部分增强早期边缘强化其后门静脉期向心性强化。CT 可以发现病变的脂肪变性、钙化、坏死、肿瘤内血管,但这些特点对于诊断 HCA 敏感性不高,CT 对于 HCA 的分型诊断价值不高。

(2) 肝腺瘤的 MRI 诊断

1) IHCA 的 MRI 表现:病变在化学位移成像的反相位上一般没有信号减低,但约11%的病例可出现局灶性信号减低。病变在 T1WI 上相对于周围肝实质呈等或稍高信号,T2WI 上呈明显高信号。几乎约一半的 IHCA 病例可显示"环礁征",即病变周围的 T2 高信号带(如环礁)和与周围肝实质相比呈等信号的中心(如围绕的海域),在病变中心可见 T2WI 高信号的小结节(如小岛屿)。动态增强扫描动脉期明显强化,门静脉期和延迟期持续强化。T2WI 高信号区(环礁和中心的岛屿)通常于动脉晚期强化。明显的 T2WI 高信号及延迟持续强化对诊断 IHCA 的敏感度、特异度、阳性预测值和阴性预测值分别为 85.2%、87.5%、88.5% 和 84%。

2) HHCA 的 MRI 表现:病变在 T1WI 上由于显著弥漫的脂肪变性而呈明显的高信号或等信号。出血和脂肪变性只是 T1WI 高信号的部分原因。化学位移成像因为细胞内的脂肪变性在反相位上信号弥漫性减低,此为 HHCA 的特异性征象,未见于其他亚型,IHCA 极少出现脂肪变性或存在局灶性脂肪沉积,BHCA 和 UHCA 则不会出现脂肪变性。

3）BHCA 的 MRI 表现：病变在 T2WI 上信号不均匀，相对周围肝实质可呈等、低或高信号，这一亚型一般不会出现脂肪变性。动态增强扫描动脉期明显强化，延迟期可不同程度减退或持续强化。部分病变门静脉期可以出现对比剂廓清，这种强化方式常常会误诊为肝癌。

5. 肝海绵状血管瘤

（1）肝海绵状血管瘤的 CT 诊断：CT 平扫肝内圆形或类圆形低密度灶，边界清楚，密度均匀（也可不均匀），单发或多发，CT 值约为 30HU；平扫肿块内及周围一般没有扩张的胆管；局部肝叶无萎缩；周围无假包膜。无动静脉短路和门静脉内癌栓。后腹膜和肝门部无肿大淋巴结。一般无肝硬化和门脉高压表现。增强扫描病灶强化呈"快进慢出"的特点，表现为动脉期可见肿瘤自边缘开始出现斑状、结节状明确强化灶，密度高于同层正常肝组织；门静脉期强化灶互相融合，同时向肿瘤中央扩展，密度仍高于同层正常肝组织；延迟扫描，整个肿瘤均匀增强，高于或等于周围正常肝实质强化密度，并保持较长时间的等密度。

（2）肝海绵状血管瘤的 MRI 诊断：MRI 表现为 T1WI 肝内圆形或类圆形低信号灶，边界清楚，信号均匀（也可不均匀），单发或多发；T2WI 病灶呈高信号，且随着 TE 时间的延长，信号越来越高，称为"灯泡征"；增强扫描病灶强化呈"快进慢出"的特点，表现为动脉期病灶周边结节状强化，随着时间的延长，病灶周边的结节状强化灶向病灶中心扩大，延迟扫描病灶整个强化（也可有不强化区），并保持较长时间。

6. 肝局灶性结节再生

（1）肝局灶性结节再生的 CT 诊断

CT 平扫肝内圆形、类圆形等或低密度灶，单发或多发，边界清楚；瘤内有放射状纤维隔是其特征性，表现为 CT 平扫自中心向周围呈放射状低密度，增强扫描不强化。结合患者无临床表现，提示肝内局灶性结节再生的可能，建议作 MRI 检查。

（2）肝局灶性结节再生的 MRI 诊断：同时有下列 3 个征象，结合患者临床情况可确诊为肝局灶性结节再生：

1）T1WI 和 T2WI 肿瘤均表现为等信号；

2）除中心瘢痕外，肿瘤其他部分为均匀信号；MRI 上肿块信号与正常肝组织只有轻微的差异。

3）中心放射状瘢痕在 T1WI 上呈低信号，T2WI 上呈高信号。

7. 肝脓肿

（1）肝脓肿的 CT 诊断

1）CT 表现为单发或多发圆形、类圆形低密度灶，内有气体影，结合患者临床表现，即可诊断为肝脓肿。

2）CT 平扫肝内单发或多发圆形、类圆形低密度灶，CT 值 0 ~ 20HU，密度均匀，周围有一带状略高密度环绕（脓肿壁），环外还可有或无低密度水肿带；增强扫描病灶呈环状强化，增强环轮廓光整，厚度均匀，环周围可有无强化的低密度水肿带，称为环征。局部肝叶无萎缩；结合患者临床表现，可诊断为肝脓肿。

3）平扫肝内大片状低密度灶，边界不清，增强扫描病灶呈蜂窝状强化，结合患者临床表现，可诊断为肝脓肿。

4）肝内单发或多发病灶，经抗炎治疗后病灶较前缩小，患者症状改善，可确诊为肝脓肿。

（2）肝脓肿的 MRI 诊断

1）肝内单发或多发病灶，内出现 T1WI 和 T2WI 上均呈低信号的气体影，结合临床表现，可诊断为肝脓肿。

2）肝内单发或多发病灶,T1WI 上呈圆形或类圆形低信号,周围有一信号强度高于脓腔而低于肝实质的晕环,晕环外可有或无低信号带(水肿带),称晕环征;T2WI 病灶中心呈高信号,周围晕环呈低信号,晕环外水肿带为高信号;增强扫描晕环呈环状强化。结合临床表现,可诊断为肝脓肿。

3）肝内单发或多发病灶,经抗炎治疗后病灶较前缩小,患者症状改善,可确诊为肝脓肿。

8. 肝囊肿与多囊肝

(1)肝囊肿与多囊肝的 CT 诊断:CT 平扫肝内圆形或类圆形低密度灶,CT 值 0HU 左右,大小不等,边界清楚,密度均匀,单发或多发;增强扫描病灶不强化,可诊断为肝囊肿。若类似病灶肝内弥漫分布,又有或没有多囊肾、多囊胰表现,可诊断为多囊肝。

(2)肝囊肿与多囊肝 MRI 诊断:T1WI 肝内圆形或类圆形低信号灶,大小不等,边界清楚,信号均匀,单发或多发;T2WI 病灶呈高信号,采用水抑制技术信号变低;增强扫描病灶不强化,可诊断为肝囊肿。若类似病灶肝内弥漫分布,又有或没有多囊肾、多囊胰表现,可诊断为多囊肝。

9. 肝包虫病

(1)肝囊型包虫病

1）肝囊型包虫病的 CT 诊断:CT 基本表现为肝实质内单发或多发,大小不一,圆形或类圆形,呈水样密度的囊性病灶,CT 值 0 ~ 10HU,增强扫描后病灶无强化;其境界清晰,边缘光滑,囊壁较薄,表现为菲薄的线状稍高密度带;子囊的出现使病灶呈现出"囊中囊""玫瑰花瓣""蜂窝征"等多房状的外观,子囊的密度总是低于母囊液的密度而使其区别于其他性质的囊肿性病变;当内囊完全剥离并漂浮在囊液中则呈现"飘带征""水蛇征""双环征"等特异性征象;病灶破入外囊壁的胆道中,引起胆道阻塞和扩张,形成包虫囊肿性胆道瘘,合并感染时囊壁可明显增厚并强化;位于肝顶部的病灶可与膈肌粘连或突破入胸腔,形成胆道 - 膈肌 - 支气管瘘,邻近肺野出现炎症或伴有胸腔积液;包虫变性和退变时从囊壁开始钙化,呈弧线状、蛋壳状,进一步累及囊内容物呈现絮状或者整个病灶的钙化。

2）肝囊型包虫病的 MRI 诊断:MRI 基本表现为肝实质内单发或多发、圆形或类圆形、边缘光滑锐利的病灶,囊液在 T1WI 上为低信号,T2WI 上为高信号,信号均匀;囊壁厚薄均匀一致,T2WI 上囊壁呈低信号是其特征性表现;母囊内含有多个子囊时表现为"玫瑰花瓣征""轮辐征"等;子囊信号在 T1WI 上低于母囊,在 T2WI 上高于母囊;当内囊皱缩或完全塌陷分离,内囊囊壁悬浮于囊液中时形成"飘带征";病变破入胆道时 MRCP 可清晰显示病灶与胆道的关系;囊壁钙化在 T1WI 和 T2WI 上均为低信号,但 MRI 显示效果不如 CT。

(2)肝泡型包虫病

1）肝泡型包虫病的 CT 诊断:CT 表现为肝实质内形态不规则的实性肿块,密度不均匀,呈低或混杂密度,边缘模糊不清;增强后病灶强化不明显,但因为周围正常肝质强化而境界变得清楚,显示其凸凹不平的边界;病灶内常常有数量不一、散在或者群簇状分布的"小囊泡",即直径 1cm 以内的小囊状低密度区;病灶内常常伴有钙化,呈"小圈状"、颗粒状或不定型钙化,其中小圈状钙化最具有特征性;小囊泡与散在于其实质内的钙化同时并存时,整个病灶显示"地图样"外观;较大的病灶中央常发生液化坏死,呈现"假囊肿"表现;位于肝门或者累及肝门的病灶常常累及血管和胆道,继发门脉高压征或者胆道梗阻扩张,CT 血管成像(CTA)及胆道成像技术(CTU)能清楚显示这些并发症的表现;由于病灶内大量纤维化及液化坏死,肝泡型包虫病病灶所在的肝叶 / 段边缘显示收缩凹陷,而健叶 / 段常常代偿性增大,有别于肝内其他实性肿瘤。

2）肝泡型包虫病的 MRI 诊断:MRI 表现为肝内无包膜的实质性占位,形态不规则,边界显示不清,内部信号不均匀,病灶在 T1WI 上为低信号,在 T2WI 上多呈以低信号为主的混杂信号,即病灶的实性部分在 T2WI 上为低信号,而小囊泡、囊泡巢在 T2WI 上呈稍高信号;DWI 可见泡型包虫病向外周增殖而形成稍高信号的"浸润带"或"晕带征",此繁衍层逐渐衰老退行性变并钙盐沉积,形成"钙化带",对于病程较长的病灶,这两种病理过程相间连续出现,形成多层形态的"年轮征",典型的钙化灶在 T1WI 和 T2WI 上均为低信号;病变内部可发生液化坏死,呈现"熔岩征"表现,液化区在 T1WI 上为近似于水的低信号,在 T2WI 上为近似于水的高信号;增强扫描后病灶多无明显强化,但因邻近正常肝实质的强化而衬托出边缘,有时肝静脉、门静脉内可见泡型包虫病"栓子"。

　　MRCP 可清楚显示泡型包虫病灶内无数密集的小囊泡,还可显示病灶是否侵蚀破坏胆管、引起胆管梗阻及邻近胆管受压移位等情况。MRA 可显示病变与血管的关系,是否累及门静脉、下腔静脉和肝动脉等。

(袁　静　董常峰)

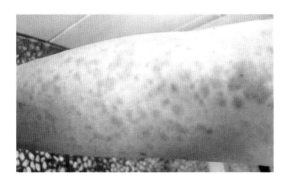

彩图 2-2-1　斑疹

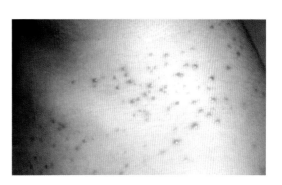

彩图 2-2-2　丘疹

彩图 2-2-3　斑丘疹

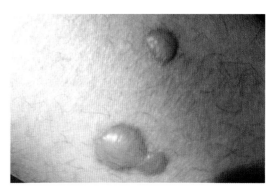

彩图 2-2-4　疱疹

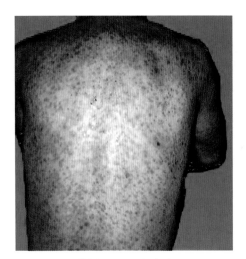

彩图 2-2-5　红斑疹

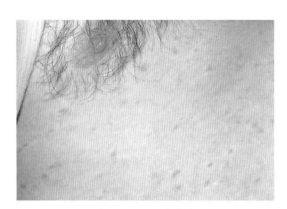

彩图 2-2-6　玫瑰疹

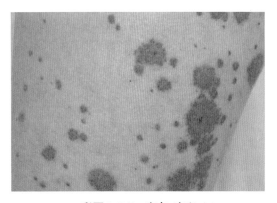

彩图 2-2-7　瘀点、瘀斑

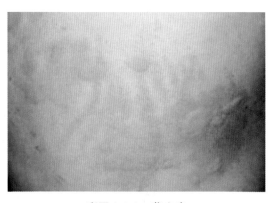

彩图 2-2-8　荨麻疹